高等院校早期教育（0—3岁）专业系列教材

中国学前教育研究会教师发展专业委员会
上 海 市 人 口 早 期 发 展 协 会 联合组织编写

婴幼儿生长与发育
家庭教育指导

宋欣 主编

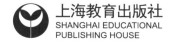

上海教育出版社
SHANGHAI EDUCATIONAL
PUBLISHING HOUSE

图书在版编目（CIP）数据

婴幼儿生长与发育家庭教育指导 / 宋欣主编. —
上海：上海教育出版社，2022.3
ISBN 978-7-5720-1324-9

Ⅰ.①婴… Ⅱ.①宋… Ⅲ.①婴幼儿－生长发育
②婴幼儿－家庭教育 Ⅳ.①R174②G781

中国版本图书馆CIP数据核字(2022)第028268号

责任编辑　管　倚
美术编辑　王　慧
封面设计　赖玟伊
插　　图　草莓兔工作室

婴幼儿生长与发育家庭教育指导
宋　欣　主编

出版发行　上海教育出版社有限公司
官　　网　www.seph.com.cn
地　　址　上海市闵行区号景路159弄C座
邮　　编　201101
印　　刷　上海叶大印务发展有限公司
开　　本　787×1092　1/16　印张 12.75
字　　数　250 千字
版　　次　2022年6月第1版
印　　次　2022年6月第1次印刷
书　　号　ISBN 978-7-5720-1324-9/R·0010
定　　价　69.80 元

如发现质量问题，读者可向本社调换　电话：021-64373213

丛书编委会

主　任　郭亦勤　马　梅　缪宏才

副主任　贺永琴　蒋振声　袁　彬

编　委（按姓氏笔画排列）

本书编委会

主　编　宋　欣

副主编　高淑云

编　委（按姓氏笔画排列）

王永慧　王煜涵　石梦洁

宋　欣　高淑云

总　序

　　我国"三孩"政策和相应配套与支持措施的实施,必然带来新生人口的增长。在我国学前教育已经取得显著成果之时,人们对 0～3 岁婴幼儿早期教育的需求与期待明显增强。

　　中国学前教育研究会教师发展专业委员会针对我国托育事业发展状况与趋势,充分认识到国家、社会、家庭对婴幼儿照护的重视与需求必然推进托育事业的大发展,而婴幼儿照护专业人才的培养、培训,建立一支有素质、专业化的早期教育师资队伍就势必成为关键问题。针对我国高专、高职院校 2009 年开始设置早期教育(0～3 岁)专业,并在 2010 年产生第一个早期教育专业点,随之一些高专、高职院校根据社会需求,迅速开办并推进早期教育专业点建设的情况,教师发展专业委员会于 2015 年、2016 年先后召开了早期教育专业建设研讨会、早期教育课程与教材建设推进会,积极组织全国有关专家学者,与已经开设和准备开设早期教育专业的高专、高职院校相关负责人共同深入研究并制定了早期教育(0～3 岁)人才培养方案,组织华东师范大学、北京师范大学、广州大学、天津师范大学、哈尔滨幼儿师范高等专科学校、福建幼儿师范高等专科学校、贵阳幼儿师范高等专科学校等院校和国家卫生健康委员会(原国家卫计委)有关部门的专业人士及学者,组成了早期教育专业课程与教材建设专家委员会,建立了由部分幼高专和卫生、保健、营养等专业人员组成的早期教育专业教材编写委员会领导小组。2017 年开始组织专家、学者、专业人士围绕早期教育(0～3 岁)专业核心课程进行研究,并编写了系列教材,目前已经由上海科技教育出版社出版发行十余种。

　　2019 年以来,国家加大了对托育事业与婴幼儿照护专业队伍建设的指导与规范。2019 年 5 月《国务院办公厅关于促进 3 岁以下婴幼儿照护服务发展的指导意见》(国办发〔2019〕15 号)颁发。紧接着在 2019 年 5 月 10 日,国务院以"促进 3 岁以下婴幼儿照护服务发展"为主题,召开了政策例行吹风会。教育部办公厅等七部门在《关于教育支持社会服务产业发展提高紧缺人才培养培训质量的意见》中提出,每个省份至少有 1 所本科高校开设托育服务相关专业。2020 年 5 月,国家卫健委出台《婴幼儿辅食添加营养指南》;10 月,中国疾病预防控制中心就婴幼儿喂养有关问题作讲解;同月,教育部回应政协委员关于早期教育和托育人才培养如何破局,提出在中职增设幼儿保育专业、幼儿发展与健康管理专业,指出将继续推动有条件的院校设置早教专业,扩大人才培养规模,推进"1+X"证书制度试点。国务院办公厅

2020 年 12 月印发《关于促进养老托育服务健康发展的意见》。国家卫健委在 2020 年 10 月 12 日公开向社会征求《托育机构保育指导大纲(试行)》意见的基础上,于 2021 年 1 月 12 日印发了《托育机构保育指导大纲(试行)》(国卫人口发〔2021〕2 号)。各省市也纷纷出台了落实《国务院办公厅关于促进 3 岁以下婴幼儿照护服务发展的指导意见》的实施细则或办法。这些政策与措施极大地推进了我国托育事业和早期教育师资队伍建设。至 2019 年,全国高专、高职早期教育专业点有 100 多个,学前教育专业点约 700 个,幼儿发展与健康管理专业点约 250 个。

针对全国院校早期教育专业迫切需要进一步加强专业课程与教材建设的呼声,中国学前教育研究会教师发展专业委员会在早期教育专业启动编写第一批核心课程系列教材并已陆续出版发行的基础上,于 2019 年组织已经开设早期教育类专业的高等院校教师、研究人员,联合国家卫健委系统的卫生、营养、保健、护理、艺术等专业人士,共同启动了早期教育专业第二批实践类、操作类和艺术类教材的编写,由上海教育出版社出版发行。

此次出版的系列教材提供给已经或即将开办早期教育专业的高专、高职院校师生使用,也适用于托育机构教师、早教领域、社区早教管理和工作人员使用,早教类相关专业(如保育、营养与保健、健康管理等)也可以参考和选择使用,同时也可为高校本科、中职与早教相关专业提供参考。由于全国早期教育专业建设与发展存在不平衡,师资队伍力量不均衡,建议根据本院校、本地区实际情况,在早期教育专业人才培养方案的指导下,合理选择确定必修课、必选课、任选课的课程与教材。

从全国来讲,早期教育类专业起步至今仅十余年时间,无论是理论还是实践上,与一些成熟专业相比都存在较大差距。虽然我们从教师发展专业委员会角度力求整合全国最强的力量,给院校早期教育专业建设与发展提供更科学与实用的教材,但是由于教材的一些编者研究深度不够,实践经验不足,能力和水平有限,一些教材不可避免地在某些方面存在问题,请读者批评指正。非常期望在我们推出这两批早期教育专业系列教材的基础上,能有更高水平的专业教材不断产生。

这批教材的主编由高等院校骨干教师和部分省市的骨干医生承担,编者多来自开办或准备开办早期教育专业的高等院校。在此对他们付出的辛勤劳动与贡献表示衷心感谢! 对提供各种支持与帮助的领导、老师、朋友们致以诚挚的谢意!

中国学前教育研究会教师发展专业委员会

叶平枝

2021 年 5 月于广州大学

前　言

　　近年来,0～3 岁婴幼儿生长发育的家庭教育指导受到社会、政府、市场的高度重视,并逐渐进入国家政策顶层设计,关于婴幼儿早期发展的相关政策不断出台。2016 年,教育部等九部委共同印发《关于指导推进家庭教育的五年规划(2016—2020 年)》;2019 年,《国务院办公厅关于促进 3 岁以下婴幼儿照护服务发展的指导意见》印发,意见中指出:"3 岁以下婴幼儿照护服务是生命全周期服务管理的重要内容。"婴幼儿早期发展相关政策连续出台,具体实施不断推进,伴随着生活水平、居住环境、代际关系、教育理念等的巨大变化,婴幼儿早期教养成为家庭的重中之重,越来越多的家庭有着为婴幼儿提供高质量早期教养的需求,因此,政府、社会、市场在现阶段都面临着婴幼儿早期教养的巨大压力。

　　科学的早期教育应是以婴幼儿身心发展为基础,在科学的教育理论指导下实施的教育实践活动。0～3 岁婴幼儿早期发展指导工作应遵循婴幼儿身心发展规律,顺应婴幼儿的天性,把握每个阶段的发展特点和水平,关注婴幼儿经验获得的机会和发展潜能,创设适宜的环境,促进每个婴幼儿在原有基础上全面和谐发展。

　　在 0～3 岁阶段,家长作为孩子的第一任教师,对婴幼儿早期发展的意义格外重要。同时,对婴幼儿来说,影响其发展的生态环境是多层次、多性质的,家庭和社区作为直接影响婴幼儿的重要生态环境,理应被纳入早期教育的范畴。本书的编制,旨在帮助相关专业学生掌握婴幼儿生理心理发展的知识,树立科学的儿童发展观,促进婴幼儿生理心理的健康发展。

　　本书旨在探讨 0～3 岁婴幼儿生长发育与家庭教育指导工作的融合与创新,构建以家庭为基础、以社区为依托、以机构为补充的科学育儿指导服务体系,多形式、多渠道地面向婴幼儿家庭开展指导服务。本书主要有以下特点。

　　特点一,以国家婴幼儿早期发展的相关政策作为重要指导思想,集中讨论 0～3 岁婴幼儿生长发育与家庭教育指导过程中面临的困难,积极提出解决措施,细致划分指导层面,兼顾理论与应用,强调实用性。

　　特点二,秉持内容丰富、体系完整、观照实践、利于操作的原则,为相关专业学生在未来早期教育工作岗位上研究和解决与婴幼儿生理心理发展相关的实际问题提供理论支持和科学方法,提高其专业化能力;同时,也可以作为学前教育专业特别是早期教育方向的学生、早期教育机构和家庭教育指导机构的一线工作人员的参考资料,并能成为婴幼儿家长的育儿参考资料。

特点三,实行"编研结合",选择贴近实际生活的案例,体现时代性。本书针对不同群体、不同特点婴幼儿的生长发育过程,设计不同的具有针对性的学习板块,以帮助学习者了解学习内容与重点,拓展学习视野,检验学习效果。这也有利于高效开展教学活动,方便教师使用与讲授。

本书由宋欣主编并负责全书的统稿工作,高淑云参与书稿的审阅工作。本书编写人员由宋欣、高淑云、石梦洁、王永慧、王煜涵组成,编写过程中参考了国内外大量的书籍、期刊与网络资料,河北省涿州市爱婴幼儿园、山东省聊城幼儿师范学校附属幼儿园等机构为本书提供了宝贵的一线资料和真实案例,在此一并致谢。

本书秉改革创新之愿,且为各编者首次合作编写,加之编者水平所限,书中难免会有不足之处,敬请有关专家、教师和读者批评指正,以便不断修订和完善。

编　者
2021 年 2 月

目 录

第一章　婴幼儿生长与发育家庭教育指导概述

2020 年 10 月 21 日,中华全国妇女联合会(以下简称"全国妇联")为推进落实《国务院办公厅关于促进 3 岁以下婴幼儿照护服务发展的指导意见》,发文指出:"按照儿童优先原则,最大限度保护婴幼儿,确保婴幼儿的安全和健康。遵循婴幼儿成长特点和规律,尊重个体差异,促进婴幼儿在身体发育、动作、语言、认知、情感与社会性等方面的全面发展。""深入开展家庭科学育儿指导服务,规范科学育儿服务内容,构建科学育儿指导服务体系,多形式、多渠道面向婴幼儿家庭开展指导服务。"这为我国婴幼儿生长与发育家庭教育指导指明了努力方向,描绘出未来的发展蓝图。溯源家庭教育,作为社会细胞的家庭和作为国家未来的儿童是必不可少的组成部分。

回归教育原点,构建以"家庭—学校—社区"教育合力为核心的家庭教育指导体系,关注家庭教育和家长育儿能力,培育有知识、有品德、有作为的新时代家庭教育指导者,直接关系到亿万家庭的切身利益和国家民族的前途命运。

第一节　婴幼儿生长与发育家庭教育指导的含义

英国教育家洛克(John Locke)认为,家庭教育给孩子深入骨髓的影响,那是任何学校教育、社会教育永远替代不了的。随着社会经济的发展及教育改革的不断推进,家庭教育日益引起社会各领域的高度关注,2018—2019 年间,中央电化教育馆开始了对家庭教育改革的探索,在全国开展"家园共育"百所示范幼儿园项目,家庭教育首次以新闻热点的形式走进公众视野。社会价值观念的多元化、多样性直接影响了家庭教育观念、诉求的多元化;完整的宏观教育系统由家庭、社会、学校三个主体部分构成,在这一宏观系统中,家庭教育是教育的重要组成部分。

"家庭教育指导"是一个综合概念,主要包括两个层面:首先,家庭教育指导的指导对象为儿童的家长。李洪曾强调,家庭教育指导是"由家庭外的社会组织及机构组织的,以儿童家长为主要对象,以提高家长的教育素质,改善其教育行为为直接目标,以促进儿童身心健康成长为目的的一种教育过程"。① 家庭教育指导是国民教育体系的组成部分,既是一种成人教育,又是一种业余教育,还带有师范教育的性质。因此,随着我国家庭教育指导服务体系建设的政策环境的不断完善,家庭教育指导工作呈现出专业性强、社会需求量大、服务要求多元化的显著特征。其次,家庭教育指导中的指导者大多具备专业的水平与素养,一般以幼儿园为主体,早教、社区、学校等社会机构为辅助,家庭教育指导者多为教育系统中的幼儿园、中小学等的教职人员,也包括在社区中从事家庭教育指导服务的志愿者和家长志愿者,以及专门从事家庭教育指导工作的专家等。吴素贞明确指出,学校是进行家庭教育指导的主阵地,"学校根据家庭教育过程中存在的问题、家长的困惑和家庭自身的需要,向家长提供帮助"。② 随着教育改革的不断深入和父母受教育程度的不断提高,家长愈加认可和重视家庭教育的地位和重要性,却因知识和能力欠缺而有心无力,在处理家庭实际问题时深感迷茫,迫切需要具备专业素养的家庭教育指导者给予科学的指导与帮助。

从出生到3岁,是婴幼儿个体神经系统快速发展的重要时期,在早期的婴幼儿生长与发展过程中,家庭作为婴幼儿教育的主阵地,对婴幼儿生长与发育有着极其重要的影响。为了促进婴幼儿的健康发展,家长一方面要掌握日常养育和照料的科学育儿知识,帮助婴幼儿设定日常生活规则,培养良好的生活和行为习惯,了解婴幼儿成长各阶段不同的特点和表现,学会倾听、分辨他们的语言,安抚他们的情绪;另一方面,要根据婴幼儿成长与发育的规律及特点,指导婴幼儿的日常生活行为,发挥父母角色的重要作用,利用生活场景进行随机教育。

婴幼儿家庭教育指导重在育儿过程中加强亲子沟通:应注意关注和理解婴幼儿情绪,以民主平等的姿态与婴幼儿互动,合理对待婴幼儿过度情绪化的行为,采取针对性的策略,实施适合婴幼儿的教养。例如为婴幼儿提供抓握、把玩、涂鸦、拆卸等活动所需的工具和材料,用亲子互动游戏的形式发展婴幼儿双手协调、手眼协调等精细动作,促进直觉动作思维发展,满足婴幼儿好奇、好玩的认知需要;为婴幼儿提供安全爬行、独立活动的开阔空间与条件,加强婴幼儿感知训练,提高其感官能力,预防伤害;为婴幼儿提供日常生活中的真实物品,引导婴幼儿观察日常行为,随时挖掘其背后的教育价值,让婴幼儿在爬行、观察、听闻、触摸等训练过程中获得各种感官活动的经验,促进婴幼儿的感官发展;为婴幼儿创设宽松愉快的语言环境,积极回应婴幼儿的言语需求,提供良好的言语示范,为婴幼儿的语言学习和模

① 李洪曾.近年我国学前家庭教育的指导与研究[J].学前教育研究,2004(6):10-13.
② 吴素贞.家庭教育指导中存在的问题和建议[J].新农村,2013(3):50-51.

仿提供丰富的材料,鼓励婴幼儿之间的模仿和交流,培养婴幼儿的语言能力。

家长越是重视家庭教育的重要性,家庭教育指导就越是需要专业性和科学性。我国家庭教育指导研究起步较晚,更应该从增强家庭教育指导的专业性,拓展家庭教育指导服务渠道,丰富家庭教育指导服务形式,转变家长在家庭教育指导中的角色等多方面着力,借鉴其他国家已有经验,走出一条符合中国国情的家庭教育指导之路。

第二节　婴幼儿生长与发育家庭教育指导的方法

家庭作为社会群体的初级单位,"具有亲密的、面对面的结合和合作等特征""对个人的社会性和个人理想的形成是基本的"。[①] 在婴幼儿生长与发育家庭教育指导的实际工作中,由于家长的教育观念存在误区,家长缺乏对作为家庭教育实施者的角色认识,因而在与学校、社会合作育人的过程中,家庭教育功能相对薄弱。家庭教育指导工作是由家庭教育指导人员(实施者)和家长(接受者)两个主体共同配合完成的,因此,需要婴幼儿家长树立正确的家庭教育责任意识,正确认识家庭教育的价值,配合家庭教育指导人员共同做好家庭教育指导工作。增强家庭教育指导人员的工作积极性,维系与家长的良好关系,更深入地开展工作,可以更好地提升家庭教育指导工作的专业化水平。

一、增强家庭教育指导的专业性

理论是专业成长的基石,建构家庭教育指导的专业理论基础,是我国家庭教育指导解决当前问题及确定未来发展路径的重要奠基石。研究表明,家庭教育指导的开展往往会受到以下因素的影响:一是整个社会包括政府和民众对家庭教育价值的看法;二是社会对家庭教育指导工作的价值判断,影响和制约家庭教育指导的专业发展;三是政府对家庭教育指导工作的重视程度及所引导的教育理念、行动,直接影响家庭教育指导工作的方向;四是作为家庭教育指导对象的家长对家庭教育价值的认知观念,直接影响家庭教育指导工作开展得顺利与否。

家庭教育指导人员身心健康是开展家庭教育指导的首要保障。家庭教育指导的工作对象是人,因此,指导人员必须具有健全的人格、良好的心境、充沛的精力,才能完成这项特殊且复杂的工作。

---

① 《社会学概论》编写组. 社会学概论[M]. 天津:天津人民出版社,1984:83.

坚持立德树人,是进行家庭教育指导的重要原则。全国妇联等九部委联合推出的《关于指导推进家庭教育的五年规划(2016—2020 年)》中明确提出,要实现家庭教育的专业发展,立德树人是首要原则。

"宽知识""厚基础"是进行家庭教育指导的重要根基。除了具备家庭学的学科准备外,指导人员还需涉猎心理学、经济学、教育学、伦理学、法学、家庭关系学、家政学、传播学、社会学、营养学、护理学,甚至是医学等相关学科的知识。

家庭教育指导专业发展具有阶段性,大致有新手、胜任、能手、专家四个阶段。家庭教育指导是一个融合多学科的综合性专业,在探索其专业化的进程中,既要加强基础理论研究,又要研究队伍建设。

二、拓展家庭教育指导的服务渠道和形式

开展家庭教育指导的深度研究,要在继承和借鉴上下功夫。一是要继承和发扬中华民族优秀传统家教文化,从古代先贤著作中汲取营养。国人历来重视家庭教育,司马光在《温公家范》中就明确提出家庭教育的社会意义,把"齐家"作为"治国""平天下"的基础,与当代教育家陈鹤琴的家庭教育观念不谋而合。从先秦时期起,人们就树立了对孩子从早教育的思想,从汉代贾谊的《新书·胎教》和戴德的《大戴礼记·保傅》至清末康有为的《大同书》,无一不明确地指出,外界事物对孕妇及胎儿发育影响重大。这些都充分表明古人对胎教的重视,已将胎教作为家庭教育的起点和重要内容。二是要积极借鉴其他国家先进的理论与经验,提高家庭教育指导理论研究的科学性与适宜性。家庭教育指导并不仅仅与家教有关,还是关切社会福祉的大事,因此,家庭教育指导应倡导多学科间的交叉融合,积极联系各方力量,激发行业活力,从教育学、伦理学、心理学、社会学、经济学、医学与法学等学科中汲取营养,进而寻找新的研究增长点,不断细化研究成果。

三、转变家长在家庭教育指导中的角色

作为婴幼儿的监护人,家长应及时关注自身需求,积极寻求帮助。互联网强大的信息交流功能极大地提高了家长角色转变的可能性。要加强家长群体的多维性与层次性建设,就要构建"学校—社会—互联网"三位一体的家庭教育指导体系,重视婴幼儿保教过程中家长对家庭教育角色的认知,重视父母角色的差异性、其他家庭成员的重要性以及指导的双向性。

党的十九大报告中指出,要"注重家庭、注重家教、注重家风",在推进婴幼儿生长与发育家庭教育指导方面,政府对教育的监管机制具有引导作用。因此,要贯彻落实政府监管,由政府引导,社会各相关职能部门展开通力协作,在家庭教育指导师资配备、人员管理和家庭

教育指导运作模式上发挥合力作用,以丰富多彩、讲求实效的形式,如开设家长课堂专题讲座、家园沟通互访等,形成以政府为中心的社会监督管理机制。

第三节　婴幼儿生长与发育家庭教育指导的发展趋势与展望

2010 年,《全国家庭教育指导大纲》《国家中长期教育改革和发展规划纲要(2010—2020年)》相继出台,各地家庭教育建设事业迅速推进。我国家庭教育指导的研究分为两个发展阶段,2010 年之前是家庭教育指导研究的初步探索期,发展较为缓慢;2010 年至今,家庭教育指导研究进入快速发展期。2018 年,《中共中央国务院关于学前教育深化改革规范发展的若干意见》出台,实现"幼有善育",是这个时代给孩子、给家庭带来的实实在在的幸福感,要让"最柔软的群体"接受最好的早期教育。归根结底,"幼有善育"是为国家未来和民族未来奠基的大事。在婴幼儿生长与发育家庭教育指导领域,家庭不是单一的个体,而是由婴幼儿及其养育者组成的。在既有资源恒定的前提下,国家建立婴幼儿照护体系不单单关系到婴幼儿权益的保护,也影响着家庭成员的利益。

2020 年 10 月,国家卫生健康委员会人口监测与家庭发展司发布《托育机构保育指导大纲(试行)》(征求意见稿)公开征求意见的通知,这是继托育管理政策之后的第一个专业保育指导文件。意见稿将保育重点分为营养与喂养、睡眠、生活与卫生习惯、动作、语言、认知、情感与社会性七大类,并按照 7～12 个月、13～24 个月、25～36 个月三个年龄阶段给予保育要点指导。这种体例格式与《幼儿园教育指导纲要(试行)》和《3～6 岁儿童学习与发展指南》有类似之处。

学前教育和婴幼儿保育到底要带给孩子什么,如何促进婴幼儿生长与发育的家庭教育指导,值得广大幼教工作者和每位家长认真思考。

一、强化政府角色,加强现有的协调领导机制

政府的引导和监督职责,在确保家庭教育指导服务的质量,维护教育的公平、公正等方面具有举足轻重的作用。应进一步建立和健全由各级党政机关领导牵头负责,教育、妇联、文明办、民政、卫生健康等部门共同参与的协调领导机制,着力完善专题调研、联合调研、定期通报、监测评估等工作制度。

二、加强阵地建设，提升人员的专业化水平

要实现家庭教育指导的高质量发展，就必须重视家庭教育指导的队伍建设。在美国，亲职教育[①]的指导网络是由学校、政府、社区、企业和专业研究团体共同组成的，政府主要担负引导和监督的职责，保证亲职教育的质量，维护亲职教育的公平、公正。在我国，政府作为家庭教育指导工作的组织者，地方机构作为家庭教育指导的推广者，对于构建"家庭—学校—社区"服务体系起着关键作用；要从实际出发，建设具有较强专业知识基础的专家队伍、讲师团队伍、志愿者队伍等，重视对指导人员数量、质量和指导实效性的管理；要进一步完善培养培训体系，做好培养培训规划，不断提高家庭教育指导机构教师的专业水平和教学能力，通过研修培训、学术交流、项目资助等方式，尽快造就一批家庭教育指导专业人才。

三、重视高校对社区的指导作用

社区作为0~3岁婴幼儿家庭教育的主阵地，具有学校和其他社会机构所不具备的优势和作用，具有开展家庭教育指导工作的可能性和现实性。一是社区的区位优势明显，社区内开展家庭教育指导工作方便易行，可操作性强；二是以社区为单位的服务对象针对性强，方便整个家庭参与教育指导系统的管理与运作；三是责任主体分工明确，避免了社会责任的推诿。0~3岁阶段的家庭教育指导工作归属社区，优势明显，但缺点是缺乏专业性。高校具备得天独厚的资源优势，在家庭教育指导者的培养、培训、研究等方面都具有较强的优势，高校作为家庭教育指导者的培养主体和社区家庭教育指导的专业指导者，对提升家庭教育指导质量起着重要的作用。

从孩子出生起，家长就希望通过教育让孩子敏而好学，守规懂矩，从善如流，希望通过教育来塑造家长和孩子之间良好的关系。但是所谓亲子关系，首先是一个生命与另一个生命的亲密联结，其次才是一个生命帮助另一个生命成为更好的自己。这样的关系需要无条件的接纳，给予孩子足够的安全感和肯定。因此，该阶段更需要家庭教育指导技巧。正如原联合国儿童基金会执行主任卡罗尔·贝拉米所说，在孩子出生后的前36个月，大脑的信息传递通道迅速发育，支配孩子一生的思维和行为方式处于形成阶段。当孩子学习说话、感知、行走和思考时，他们用以区分好坏、判断公平与否的价值观也正在形成。我们要深刻认识父母与婴幼儿之间的关系绝不是单向的教育，才会明白并践行"关系大于教育"的原则。

---

① 亲职教育是指对家长进行的如何成为合格称职的好家长的专门化教育。

思考题：

1. 什么是家庭教育指导？

2. 婴幼儿生长与发育家庭教育指导的方法是什么？

3. 如何增强家庭教育指导的专业性？

4. 家庭教育指导的研究经历了哪几个发展阶段？

5. 家庭教育指导的"宽知识""厚基础"的含义是什么？

第二章　婴幼儿机体生长发育特点与家庭教育指导

第一节　人体基本概述

一、人体的基本形态与结构

（一）人体的基本形态

从外部形态看，人体由头部、颈部、躯干和四肢组成。

（二）人体的基本结构

人体由数以亿计的细胞构成。存在于细胞之间的物质，称为细胞间质。许多形态和功能相同或相似的细胞与细胞间质集合在一起，构成具有一定形态和功能的组织。多种组织集合在一起构成有一定位置、形状和生理功能的器官。多个器官共同作用，进行某一完整的生理活动，就称为某一系统。

1. 细胞

人体细胞是构成人体结构和功能的最基本的单位。人体细胞形态各异，大小不一，包括球形的白细胞、带突起的神经细胞、多边形的上皮细胞、长梭形或长圆柱形的肌细胞等。

人体细胞虽形态、大小各不相同，但均由细胞膜、细胞质、细胞核构成。细胞膜是细胞表面的一层薄膜，维持细胞的完整性，保持细胞的一定形态，抵御外界有害物质，进行细胞内外的物质交换等代谢活动。细胞质位于细胞膜和细胞核之间，是细胞新陈代谢与物质合成的重要场所。细胞核是调节细胞生命活动，控制分裂、分化、遗传、变异的控制中心。

2. 组织

形态相似、功能相近的细胞和细胞间质组成组织。根据组织的结构和功能特点，可分为上皮组织、结缔组织、肌肉组织、神经组织。它们是构成人体器官的基础。

上皮组织由大量的细胞和少量的细胞间质构成。根据功能来划分，上皮组织可分成被覆上皮和腺上皮两大类。被覆上皮被覆于人体表面和体内管腔和囊的内表面，主要有保护(可以防止外物损伤和病菌侵入)和吸收功能;腺上皮则以分泌功能为主。

结缔组织由少量细胞和大量的细胞间质构成。广义的结缔组织,包括液状的血液、淋巴,松软的固有结缔组织和较坚固的软骨与骨。血液具有营养、保护等功能,软骨与骨主要起到支持、保护的作用。狭义的结缔组织,即一般所说的结缔组织,仅指固有结缔组织,即疏松结缔组织、致密结缔组织、网状组织和脂肪组织。该组织具有连接、支持、营养、保护、修复等多种功能。

肌肉组织主要由肌细胞构成,肌细胞之间有少量的结缔组织、血液和神经等。根据肌细胞的形态、分布、结构与功能特点,可将肌肉组织分为三类,即骨骼肌、心肌与平滑肌。骨骼肌一般通过肌腱附于骨骼上,但也有例外,如食管上部的肌层及面部表情肌并不附于骨骼上。心肌分布于心脏,构成心房、心室壁上的心肌层,也见于靠近心脏的大血管壁上。平滑肌分布于内脏和血管壁。肌肉组织的主要作用是通过收缩舒张产生运动。骨骼肌的舒张和收缩受意识支配,属于随意肌。心肌与平滑肌受植物神经支配,属于不随意肌。

神经组织是神经系统的主要组成成分,由神经细胞和神经胶质组成。神经细胞是神经系统的结构和功能单位,又称神经元。神经元具有接受刺激、传导冲动和整合信息的功能,有些神经元还有内分泌功能。神经胶质是神经胶质细胞的总称,主要分布于神经元之间,对神经细胞起支持、营养、绝缘、保护的作用。

3. 器官

由多种组织构成的能行使一定功能的结构单位叫作器官。器官的组织结构特点和它的功能相适应。人体外表的器官有眼、耳、鼻等,还有很多内脏器官,如心、肝、肺、胃、肾等。

4. 系统

若干个功能相关的器官联合起来,共同完成某一特定的连续性生理功能,即形成系统。如呼吸系统由鼻、咽、喉、气管、支气管、肺等组成,这一系列器官协同完成人体的呼吸过程。人体除了呼吸系统,还有运动系统、消化系统、循环系统、泌尿系统、生殖系统、内分泌系统、神经系统等。

二、人体的基本生命活动和功能调节

(一) 新陈代谢

人体生命活动最基本的特征即新陈代谢。新陈代谢是指人体与周围环境进行物质交换和能量交换的复杂过程,包括同化作用与异化作用。同化作用又叫合成代谢,是机体从外界摄取营养物质转变为自身组成物质,并且储存能量的过程。异化作用又叫分解代谢,是机体把组成自身的一部分物质氧化分解,释放能量并把代谢产物排出体外的过程。同化作用为异化作用提供物质基础,异化作用为同化作用提供所需的能量,两者同时进行,密切相关。新陈代谢的停止意味着生命的终止。婴幼儿生长发育迅速,同化作用相对较强。

(二)神经调节和体液调节

人体生理功能调节的基本形式主要包括神经调节和体液调节。神经调节是人体内主要的调节方式,神经调节靠神经系统来完成,神经调节的基本方式是反射。反射是人体对内外环境中各种刺激发生的反应,如手无意中碰到烫的东西会立刻缩回来,就是一种反射。完成反射的神经结构是反射弧,反射弧由感受器、传入神经、神经中枢、传出神经和效应器组成(见图2-1-1)。

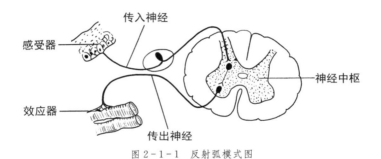

图2-1-1 反射弧模式图

根据产生的方式不同,反射分为非条件反射和条件反射。非条件反射是人体先天就具有的,刺激直接作用于感受器引起的反应。如吃东西时,在食物的刺激下,人体自然而然就会分泌唾液。非条件反射的反射弧是固定的,属于较低级的神经调节方式,脑干、脊髓参与就可以完成相关反应。新生儿就有很多非条件反射,如吮吸反射、惊跳反射、巴宾斯基反射、抓握反射、游泳反射、眨眼反射、强直性颈部反射等。

条件反射是人后天形成的,是在先天非条件反射的基础上通过学习、训练获得的。条件反射是高级神经活动方式,必须有大脑皮层的参与,反射弧不固定,是一种暂时神经联系。条件反射是以信号为刺激引起的反应。人的大脑皮层有两个信号系统,一个是对具体事物刺激(如光线、声音、食物、形象等)发生反应的皮层功能系统,称为第一信号系统;一个是对语言、文字发生反应的皮层功能系统,称为第二信号系统。第一信号系统是人和动物所共有的。俄国生理学家巴甫洛夫(Pavlov)就用狗建立了食物—铃声条件反射:当铃声和狗食多次在时间上结合以后,铃声单独出现时,也能引起狗分泌唾液的反应,说明狗形成了条件反射。狗把铃声作为了食物的信号,这属于第一信号系统。人在看到食物或闻到食物的香味时也会分泌唾液,这也属于第一信号系统。人类和动物的区别在于人类除了有第一信号系统,还有第二信号系统,能借助语言文字表达思维、进行推理,这大大扩展了认知能力和认知范围,比如"谈虎色变"就属于第二信号系统。

体液调节是指体内细胞生成并分泌某些特殊化学物质(如激素),通过体液运送到全身,从而对不同组织器官的生理活动选择性地发挥作用的过程。如脑垂体分泌的生长激素,能调节人体的生长发育。

神经调节反应速度快而准确,作用时间短而局限,作用的方式是反射。体液调节反应速度慢,作用持久而弥散,作用的方式是体液传送。神经调节和体液调节相互关联,一方面体液调节受中枢神经系统的控制,另一方面体液调节也影响神经系统的功能。总之,两者相互配合才能使生理功能调节更趋完善,人体正是在神经—体液的共同调控下实现各种复杂的生命活动。

三、影响婴幼儿生长发育的因素

(一) 遗传因素

遗传基因决定了婴幼儿体格生长的特征、潜力、趋势和限度。在胚胎期,受精卵所携带的父母遗传信息,决定了子代个体发育的各种遗传性状。比如,一般来说,父母个子高,子女个子也高,篮球巨星姚明的父母个子都很高,这种优势就遗传到了姚明的身上。

另外,个体不同阶段的生长发育受遗传因素影响的强弱也不同。一般来说,婴幼儿时期受遗传因素影响较小,更易受营养、疾病等环境因素的影响;随着年龄增长,孩子到五六岁以后,遗传的作用才逐渐增强,并趋于稳定;到青春期则最大限度地表现出来。

遗传影响会使许多儿童在记忆力、智力、创造力、音乐、绘画、运动技巧等方面明显超过同龄孩子。尽早观察,能为孩子创设更适宜的环境,使其充分发挥遗传潜能。

(二) 环境因素

1. 营养

营养是生长发育的物质基础。从母体子宫内开始,胎儿的营养状况就是影响生长发育的一个重要因素。如果营养不良发生在妊娠头三个月,胎儿容易流产或出生时身体有缺陷,比如母体缺乏叶酸,就可能导致胎儿神经管畸形。如果长期营养不良,尤其是妊娠末三个月胎儿大脑体积快速增长时期营养不良,则会严重损害胎儿的中枢神经系统,比如孕妇严重缺乏碘会引起胎儿甲状腺发育不全而导致克汀病。

研究表明,早期营养对婴幼儿的智力发展具有决定性的影响。尤其是头三年,如果营养摄入不足,如蛋白质,能量,铁、碘等矿物质以及 B 族维生素缺乏,会明显影响婴幼儿神经系统的发育及脑功能,导致认知受损,造成智能发育障碍。营养不足还会导致婴幼儿生长迟缓,以及各种营养不良性疾病的发生。如钙和维生素 D 的缺乏会导致佝偻病的发生;铁和维生素 C 的缺乏会导致缺铁性贫血;维生素 B_{12} 和叶酸缺乏可能会导致巨幼红细胞性贫血。

出现营养问题的时机越早、时间越长,对婴幼儿神经系统的损害越大。脑科学研究发现,缺乏营养的孩子记忆力差,缺乏好奇心与探索精神。由于营养问题所造成的智能发育落后等问题可能会长期持续甚至影响终身,因此要特别注意孕产妇和婴幼儿的营养补充。当然,营养过剩或不平衡导致的肥胖,同样也会影响胎儿及婴幼儿的生长发育。如果营养素供给比例适当,生活环境也适宜,婴幼儿的生长潜力则会得到最好的发挥。目前,我国单纯性肥胖儿童在逐年增加。

2. 体育锻炼

生命在于运动。体育锻炼是促进婴幼儿身体发育,增强体质的有效手段。运动能加快机体的新陈代谢,增强呼吸、运动和心血管系统功能,促进骨骼肌肉的发育;亲密接触阳光、空气、水等,还能提高人体对环境的适应力以及对疾病的抵抗力。体育锻炼不仅能充分发挥神经系统的调节功能,还能促进脑的发育,提高神经系统反应的灵敏性和准确性。

3. 疾病与药物

疾病被称为人类健康的天敌。疾病对婴幼儿生长发育的影响取决于疾病的性质、疾病的严重程度、疾病发生的时间、病程的长短、治疗效果及婴幼儿自身的体质等。内分泌疾病如垂体性侏儒会引起骨骼生长发育迟缓,先天性疾病如先天性心脏病、脑性瘫痪等,对体格和神经发育的影响尤为明显。急性呼吸道感染、腹泻、麻疹等疾病,只要治疗及时,病程短,一般不会影响生长发育进程;但若消化功能长期紊乱,反复呼吸道感染等,会影响正常的生长发育。

孕妇或婴幼儿用药不当,会影响婴幼儿的生长发育。孕妇如服用"反应停"会致胎儿畸形(无肢、短肢等);链霉素可能会造成新生儿听力减退或耳聋……故孕妇和婴幼儿用药需要谨慎。

4. 生活作息

人体各组织、器官、系统的活动都有一定的节律。根据婴幼儿生物节律和年龄特点合理安排生活作息,保证其充足的睡眠、足够的户外活动和游戏时间、定时进餐等,对婴幼儿生长发育有良好的促进作用。

5. 社会因素

社会经济发展水平的提高是促进婴幼儿体格生长的重要因素,它通过促进营养、安全饮水、改善健康服务条件、减少疾病而发生作用。社会因素的主要载体是家庭、学校、社区。

婴幼儿早期的环境因素中家庭是关键,尤其是家庭的经济状况,父母的受教育程度、个性特征、职业特点、行为习惯、对子女的期待,家庭气氛和父母的养育方式等,对婴幼儿的生长发育都具有潜移默化的影响。

此外,性别因素、季节因素、环境污染等因素,以及孕妇和婴幼儿的情绪反应等,都会影响婴幼儿的生长发育。

第二节　婴幼儿神经系统

一、神经系统的组成与功能

神经系统被称为人体的"司令部",是人体生理功能的主要调节中枢。神经系统按照其位置功能,可分为中枢神经系统和周围神经系统两部分。中枢神经系统包括脑和脊髓。脑包括大脑、小脑、间脑、脑干(中脑、脑桥、延髓)。周围神经系统包括脑神经、脊神经和植物神经。

构成神经系统基本结构和功能单位的是神经元,也叫神经细胞,其主要功能是接受刺激,产生兴奋,并将兴奋传导出去。神经元由细胞体和突起两部分构成(如图2-2-1)。突起分为树突和轴突。树突短而分支多,可看作是细胞体的延伸部分;轴突较长,由细胞体发出后一般不分支。轴突又叫神经纤维,基本功能是传导神经冲动。神经纤维外面包有髓鞘和神经膜。髓鞘有绝缘作用,防止神经纤维在传导冲动时相互干扰。

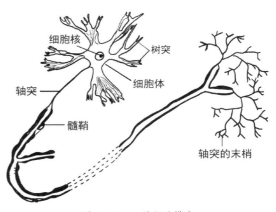

图2-2-1　神经元模式

神经系统对各个组织器官的调节需要通过多个神经元之间的信息联系和协调才能完成。神经元之间的联系是通过前一个神经元的轴突末梢与后一个神经元的细胞体或突起相接触而实现的。两个神经元接触所形成的特殊结构称突触。突触是信息传递和整合的关键部位。根据前一个神经细胞的轴突与后一个神经细胞接触部位的不同,突触分为轴突-胞体型、轴突-树突型、轴突-轴突型三类。

（一）中枢神经系统

1. 脑

（1）大脑

大脑是中枢神经系统中最高级的部分,分为左右两半球。左右两半球由胼胝体连接在一起。每个半球的表面为灰质所覆盖,称为大脑皮质。大脑皮质控制着人类的逻辑思维,支配着人类高层次的心理活动。

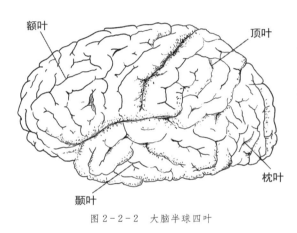

图 2-2-2 大脑半球四叶

大脑皮质表面布满了沟和回,较大的沟裂有中央沟、大脑外侧裂和顶枕裂。这些沟裂把大脑表面分为四部分:额叶、顶叶、枕叶、颞叶(见图 2-2-2)。大脑皮层不同区域具有不同功能,这些具有一定功能的脑区被称为"中枢",有躯体运动中枢、躯体感觉中枢、听觉中枢、视觉中枢、语言中枢等。

躯体运动中枢在额叶中央前回,是支配对侧肢体运动的高级中枢。如果左侧躯体运动中枢受损,也会造成右侧躯体运动受限。躯体感觉中枢在顶叶中央后回,是管理对侧皮肤、肌肉感觉的高级中枢。如果一侧躯体感觉中枢受损,则会影响另一侧的肢体、皮肤感觉。听觉中枢在颞叶的颞横回,是听觉的高级中枢。视觉中枢在枕叶内侧面,是视觉的高级中枢。语言中枢包括:视觉性语言中枢,帮助个体认字、理解文字;运动性语言中枢,负责开口讲话;听觉性语言中枢,帮助个体理解他人话语;书写中枢,帮助个体写字、画画等。

（2）小脑

小脑位于脑干的背侧、大脑的后下方,有许多神经纤维与脑干、脊髓相联系,其主要功能是维持身体平衡,协调肌肉运动。

（3）间脑

间脑位于中脑上方,大部分被大脑覆盖,包括丘脑和下丘脑。丘脑是大脑皮层下较高级的感觉中枢,能将全身各部传入的神经冲动进行简单的分析。

下丘脑,又叫丘脑下部,是大脑皮层下调节植物神经的较高级中枢,与内脏活动有密切联系;也是人体对环境刺激产生情绪性反应的中枢。下丘脑还控制着脑垂体的内分泌活动,并通过脑垂体影响其他内分泌腺的分泌活动。

（4）脑干

脑干是大脑、小脑与脊髓相互联系的重要通路。脑干包括中脑、脑桥与延髓。脑干被称为生命中枢,延髓和脑桥中有调节呼吸、心血管活动、吞咽、呕吐等重要生理活动的中枢。中脑与维持觉醒或睡眠,保持肌肉紧张度,以及维持身体平衡和姿势有关。

2. 脊髓

脊髓位于椎管内(比椎管短),呈扁圆柱形,上与脑干相连,下端位置因年龄而异:胎儿时期占据椎管全长;新生儿时平齐第三腰椎;4 岁时平齐第一或第二腰椎;成人平齐第一腰椎。脊髓是周围神经与脑之间的通路,具有上传下达的传导功能。脊髓里有许多低级中枢,可以完成许多基本的反射活动,如膝跳反射、排便反射、排尿反射等。

（二）周围神经系统

1. 脑神经

脑神经是由脑发出的与脑相连的周围神经,共 12 对,主要支配头面部器官以及胸腹腔的内脏器官。

2. 脊神经

脊神经是由脊髓发出的与脊髓相连的周围神经,共 31 对,其中颈神经 8 对,胸神经 12 对,腰神经、骶神经各 5 对,尾神经 1 对。脊神经为混合性神经,主要调节躯干和四肢的感觉与运动。

3. 植物神经

植物神经是支配内脏器官、心血管和腺体的周围神经,包括交感神经和副交感神经,二者同时作用于一个器官或系统,作用相反。交感神经和副交感神经对不同器官或系统的作用见表 2-2-1。

表 2-2-1 交感神经和副交感神经对不同器官或系统的调节作用

	交感神经的作用	副交感神经的作用
循环系统	促使心脏跳动加快、加强,冠状血管舒张,血流量增多。	促使心脏跳动减慢、减弱,冠状血管收缩,血流量减少。
呼吸系统	使气管、支气管平滑肌舒张。	使气管、支气管平滑肌收缩。
消化系统	促进唾液腺分泌黏稠、少量的唾液,对胃肠运动、胆囊收缩起抑制作用。	促进唾液腺分泌稀薄而量多的唾液,对胃肠运动、胆囊收缩起促进作用。

续 表

	交感神经的作用	副交感神经的作用
泌尿系统	使膀胱逼尿肌松弛。	使膀胱逼尿肌收缩。
眼	使瞳孔放大,睫状肌松弛。	使瞳孔缩小,睫状肌收缩,促进泪腺分泌。
皮肤	使立毛肌收缩,促进汗腺分泌。	使立毛肌舒张。
代谢	使异化作用加强,促进肾上腺素分泌,血糖升高。	使同化作用加强,促进胰岛素分泌,降低血糖。

二、婴幼儿神经系统生长发育特点与家庭教育指导

(一)婴幼儿神经系统生长发育特点

1. 脑发育非常迅速

(1)出生前脑迅速发育

早在胚胎期第 3 周,外胚层细胞就形成了神经管,神经管的头部将发育成脑,神经管的尾部将发育成脊髓。胚胎期第 4 周就会出现头部形状,第 8 周头部变得越来越圆。神经管是大脑神经元的"生产基地",从孕期第 10 周起到 7 个月,胎儿以每分钟 250 万个的惊人速度产生脑细胞。到出生时,胎儿的脑细胞数量能达 1 万亿以上(有一半在生命早期就被淘汰了)。大部分脑细胞在胎儿出生前形成,出生后的第 3 个月是脑细胞生长的第二高峰,1 岁后脑细胞数目不再增加。

神经元产生后,逐渐迁移到大脑的各个位置,最内层的神经元最先到达其位置,神经元到达相应的位置后,才开始发挥其功能。在胎儿 7 个月时,所有神经元全部抵达最终位置,之后,神经元突触开始发育。新生儿大脑的轴突、树突数量少,彼此之间的联系也少(见图 2-2-3)。

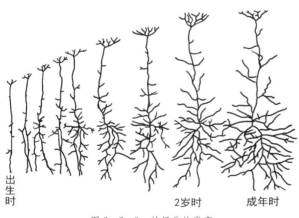

出生时　　2岁时　　成年时

图 2-2-3　神经元的发育

(2)出生后脑重量迅速增加

成人脑重约 1400 克,新生儿脑重仅为成人的 25% 左右,2 岁时能达到成人脑重的 75% 左右,3 岁时接近成人的脑重。脑重增加的主要原因在于突起和突触的增长。

新生儿大脑细胞的轴突、树突、突触较少,出生后头几年快速发展,大脑皮质中的变化尤为突出。出生后的前 24 个月内,大脑皮质中的树突增长约 5 倍。2 岁幼儿的突触与成人的数量相差无几。3 岁幼儿的突触数量是成人的两倍。突触的这一数量一直维持到 10 岁,到

了青少年时期,大约一半的突触会被丢弃或修剪掉。

神经元之间突触联结的形成即为突触发生,未用到的突触会被淘汰(神经回路没有被开发利用),这就是突触的修剪。虽然未被使用的突触会被修剪掉,但是其神经元仍然保存,为日后的学习做好了准备,这也能解释为何人脑在受损时仍然能表现出惊人的可塑性和灵活性。大脑的可塑性在 2 岁之前最大,因为这一时期突触仍然在不断扩展,无用的突触还未被修剪掉,但只有那些受到早期经验重复刺激而不断活动的突触才会得以保留。早期经验决定了生命早期大脑神经回路的形成,这对婴幼儿大脑发展十分重要(图 2-2-4 展现了不同年龄突触的发生与修剪)。

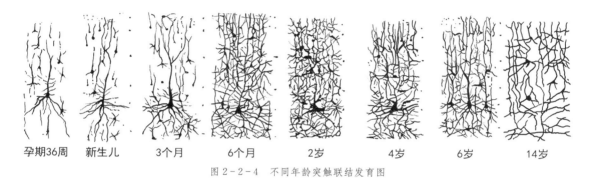

孕期36周　　新生儿　　3个月　　6个月　　2岁　　4岁　　6岁　　14岁

图 2-2-4　不同年龄突触联结发育图

（3）神经元髓鞘化迅速进行

1 岁之前,大脑的发育主要是神经纤维髓鞘化以及神经纤维不断延伸与分支的过程。神经元髓鞘化在出生后第一年最为迅速。出生后不久,人体的感觉器官和大脑之间的通路就髓鞘化了,因此各感觉系统很快就能进入良好的工作状态。大脑和骨骼肌肉之间的通路也能很快髓鞘化,因此,婴儿很快就能做出很多动作,如抬头、挺胸、翻身等。4～5 岁阶段,神经纤维髓鞘化迅速进行,表现为幼儿动作的精细化、准确程度、反应速度等大大提高,但髓鞘发育尚未最后完成。大脑某些区域的髓鞘化到十五六岁时尚未完成(如前额皮层区),许多孩子此时还不能长时间集中注意力就与前额皮层髓鞘化尚未完成有关。

2. 中枢神经系统发育"先皮下,后皮质"

脑的发育遵循从脑干到前额叶皮质的发展顺序。

胎儿出生时,脊髓和延髓已发育成熟,能保证呼吸、消化、血液循环和排泄器官的正常活动。

小脑发育相对较晚,1 岁左右开始迅速发展,3 岁时小脑机能逐渐加强。相应地,孩子 1 岁左右才能蹒跚走路;3 岁前走路尚不平稳、易摔跤;3 岁以后基本能稳稳地走和跑,但摆臂与迈步还存在不协调现象;到5～6岁时能协调地进行各种动作。

大脑皮层的发育随年龄增长而逐步成熟。新生儿大脑的结构已接近成人,但大脑皮层的沟回较浅,神经细胞体积小,神经纤维短而少,细胞之间神经纤维联系少,髓鞘尚未长成。幼儿3岁左右,大脑皮层细胞体积不断增大,神经纤维由短变长,由少变多,神经纤维间的联系也逐渐增多;4～5岁时,神经纤维日益增长,髓鞘化迅速进行;6岁时大脑皮层发育水平基本接近成人,但仍未最终成熟。

3. 大脑皮层的兴奋过程占优势

新生儿的大脑皮层功能不完善,兴奋性低,神经活动过程弱,具体表现为大部分时间都在睡觉。随着年龄增长,神经活动兴奋性增强,大脑对外界刺激非常敏感,婴幼儿很容易兴奋,兴奋过程强于抑制过程。婴幼儿的兴奋过程易扩散,大脑皮层往往形成较大的兴奋区,外在表现就是经常出现不协调的动作及全身反应,如高兴时手舞足蹈,不高兴时哭喊吵闹,满地打滚。婴幼儿抑制过程形成较慢,控制力较差,对不良习惯的纠正比较困难,因此,应从小注意培养孩子的良好习惯。

随着年龄增长,个体大脑皮层的功能日益完善,兴奋过程和抑制过程都不断得以加强。

4. 脑细胞的耗氧量大

神经系统的耗氧量较机体其他系统高。在神经系统中,脑的耗氧量最高,婴幼儿脑细胞的耗氧量约为全身耗氧量的50%,比成人脑细胞的耗氧量高得多。婴幼儿对缺氧的耐受力不如成人,如果居室内空气污染、婴幼儿患有贫血等,脑细胞会首当其冲地受损。

5. 婴幼儿植物神经发育不完善

婴幼儿的植物神经发育不完善,交感神经兴奋性强而副交感神经兴奋性较弱,表现为内脏功能活动不稳定。具体表现为婴幼儿心率较快,节律不稳,胃肠消化功能容易受情绪的影响。

(二)婴幼儿神经系统生长发育的家庭教育指导

1. 提供脑发育所需要的营养物质

营养是大脑发育的物质基础,必须供给充足的营养,以促进脑的发育。大量研究表明,0～3岁时期营养素摄入不够或不均衡,会严重损伤大脑,而且这种损伤是不可逆的。婴幼儿脑发育需要很多种营养素:蛋白质可以促进大脑与神经的发育,更新细胞组织,使判断力和感受力更加敏锐;卵磷脂能增强记忆力;脂肪酸能促进脑细胞发育和神经髓鞘的形成,保证脑具有良好的功能;糖分可以提供大脑工作消耗的能量;钙不足可导致性情暴躁、抗病能力下降、智力发育迟缓、脑反应能力差,因此要保证钙质充足;维生素B族、维生素C、维生素E

等可提高记忆,消除疲劳,防止大脑衰老……

日常饮食中可以给婴幼儿多提供一些健脑食物:深海中的鱼类(鲑鱼等)含有丰富的DHA,有助于提高脑细胞的活性,增强记忆力和理解能力;蛋类、奶类、肉类、豆类与坚果类食物,以及新鲜的深色蔬菜和水果,能为婴幼儿提供丰富的卵磷脂、蛋白质、矿物质、维生素等营养素;全麦、糙米、燕麦为婴幼儿提供足够能量的同时,还能提供一定量的维生素,纤维素,钾、锌等矿物质。

另外,从备孕到孕期,夫妻双方就要注意营养均衡,适时补充相应营养素。如从孕前3个月起,夫妻双方就要开始补充叶酸,降低染色体异常的精子所占比例,预防胎儿神经管畸形;孕妇注意碘的摄入,可以预防克汀病。个体出生后6个月内,强调纯母乳喂养(乳母一定要注意营养均衡);6个月后,仍以母乳为主,科学添加辅食;2岁后,逐渐向普通食物结构过渡,做到膳食平衡。

2. 保证充足的睡眠,养成良好睡眠习惯

(1)充足睡眠的意义

睡眠既是人的基本生理需要,又是影响婴幼儿生长发育和脑发育的重要因素。睡眠时,脑组织能量消耗减少、脑组织需要的磷脂类等重要物质合成加速;脑垂体产生的生长激素也主要是在睡眠中分泌;睡眠能使神经系统、感觉器官、肌肉等得到充分休息;充足的睡眠还有利于降低婴幼儿发生近视的风险。

长时间睡眠不足,会影响婴幼儿的身体(尤其是身高、免疫力)和智力(特别是认知和记忆力)的发育,甚至导致一些心理问题的发生,如易怒、焦虑、多动等。要重视婴幼儿的夜间睡眠,夜间睡眠不足白天补的做法是不科学的。

(2)婴幼儿的睡眠需求与一般特点

① 年龄越小,所需睡眠总时长越长

婴幼儿年龄越小,所需总睡眠时间越多(见表2-2-2)。当然,由于婴幼儿的睡眠规律、养育方式等不尽相同,因此,具体到每个婴幼儿的总睡眠时长也是不一样的。婴幼儿的睡眠时长主要由个体的睡眠需求决定。

表2-2-2　婴幼儿睡眠总量和睡眠结构

年　　龄	0～6周	6周～3个月	4～8个月	9～12个月	13～24个月	24～36个月
睡眠总时长/小时	15～18	14～15	14～15	14	13～14	12～14
白天睡眠次数/次	3～5	3～5	3	2	1～2	1
夜醒次数/次	2～3	2～3	2	1～2	0～1	0

续　表

年　　龄	0~6周	6周~3个月	4~8个月	9~12个月	13~24个月	24~36个月
夜晚睡眠时长/小时	8~9	9~10	10	10~12	11	10~11
夜间整觉时长/小时	约3小时	3~5	4~6	4~6以上	6以上	整夜

(摘自马克・维斯布朗博士的《Healthy Sleep Habits, Happy Child》)

② 年龄越小,每日睡眠次数越多

无论是白天还是夜晚,婴幼儿年龄越小,每日睡眠次数就越多,每次睡眠周期就越短。新生儿的睡眠周期为45分钟左右,深睡眠和浅睡眠约各占一半;新生儿睡眠时吮吸、微笑、噘嘴或突然动一下肢体等,说明其处在浅睡眠中,以后浅睡眠会逐渐减少。

婴幼儿从深睡眠到浅睡眠期间,容易惊醒,且不易重新入睡,所以当他出现一些浅睡眠表现时,成人不要过度警觉,要先观察再轻拍,不要一上来就奶、抱、摇。

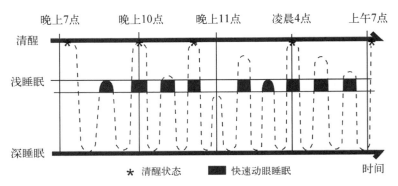

(摘自卡普博士的《The Happiest Baby on the Block》)

图 2-2-5　婴儿睡眠结构图

(3) 创造良好睡眠环境,保证睡眠质量

睡眠环境决定了睡眠质量,因此要创设良好的睡眠环境。

① 空气清新

空气新鲜,供氧充足,有利于睡眠。可以开窗通风换气,若外界空气条件不好,建议使用新风系统,以保持室内空气新鲜。

② 情绪轻松愉快

睡前尽量让婴幼儿情绪轻松愉快,不要讲述惊险、刺激的故事,更不宜吓唬婴幼儿。

③ 光线、声音适宜

光线和声音要做到白天和晚上有区别,白天适当保留柔和的光线与正常的声音,夜晚保持绝对黑暗与安静,小夜灯长明不利于睡眠。

④ 温度、湿度适宜

温度一般控制在 20～25 摄氏度,湿度一般控制在 50%～60%,具体以感觉舒服为宜。婴幼儿睡眠时穿盖不宜太多,保持被褥和衣物清洁、干燥、柔软、舒适、透气,符合季节特点。夜间睡眠最好给小婴儿穿纸尿裤,以免因把尿、换尿布等影响其连续睡眠。

⑤ 饥饱适宜

婴幼儿睡前不宜饮食过饱,正所谓"想要小儿安,三分饥与寒"。同时睡眠前 2 小时不吃过甜食物,有研究表明,甜食会显著抑制生长激素的分泌。当然也不能让婴幼儿处于饥饿状态,如果没吃饱,婴幼儿很容易因饥饿而醒来。

⑥ 建立足够的安全感

足够的安全感有利于婴幼儿睡眠。婴幼儿在家可以与父母同屋不同床,早教机构也应尽量保持睡眠前后环境的一致。

（4）良好睡眠习惯的培养

① 自主入睡

大多数婴幼儿 1 岁后就能自主入睡了。成人可以根据婴幼儿的不同年龄,帮助其建立入睡流程,抓住婴幼儿犯困的信号,找准入睡契机,启动最佳入睡流程,使其顺利入睡。不要用奶睡或拍、抱、摇齐上阵等方式安抚婴幼儿入睡。

睡眠流程是入睡的前奏曲,一系列活动按照一定的顺序进行,有助于形成条件反射。建议 0～3 个月婴儿晚上入睡流程为洗澡—按摩—吃奶—入睡;4～12 个月入睡流程为洗澡—按摩—更衣—吃奶—清洁口腔—哄睡—入睡;1 岁以后入睡流程为亲子时间—提示洗澡—洗澡—更衣—睡前食物—清洁口腔—睡前活动(按摩、讲故事、悄悄话等)—入睡。

婴幼儿犯困的信号有很多,如打哈欠,眼神变呆滞,对周围事物不感兴趣,声音变小,反应变慢等,成人要仔细观察,及时发现婴幼儿犯困的信号,此时哄睡事半功倍。犯困信号转瞬即逝,若未能及时捕捉到犯困信号,错过时机,引起孩子哭闹就会影响睡眠进程。此时,需要成人根据婴幼儿的年龄和状态,采取适宜的安抚办法。

安抚奶嘴:婴儿出生两三周之内,不宜使用,容易造成与乳头混淆;超过 2 岁也不宜再使用。安抚奶嘴每次使用时间不宜超过 15 分钟,使用时间过久会影响婴幼儿的口腔发育、面容以及语言发育。

抚摸轻拍:成人可以轻轻抚摸婴幼儿的头部,用手掌心在其头上画圆圈;抚摸婴幼儿身体侧线,用手掌心从其肩膀抚摸到脚踝;抚摸婴幼儿手臂,从肩膀到手指;抚摸婴幼儿背部,从肩膀到脚后跟。成人也可以用空心掌轻拍婴幼儿臀部。根据婴幼儿的反应,调整抚摸轻拍的力度、速度、时间与幅度等。

播放音乐：根据婴幼儿不同状态选择不同的曲目。婴幼儿哭闹、兴奋时可以先用某些奇特的声音（比如小动物的叫声）吸引其注意，再循环播放海浪、流水声等直至其平静下来。声音的大小以不超过 2 米外吹风机工作的声音为宜。婴幼儿平静后开始播放舒缓的摇篮曲，音量逐渐降低，犹如低声说话的声音。等婴幼儿睡着以后，关掉音乐。

播放音乐时，播放器要距离婴幼儿耳朵 2 米以上，选定音乐后不要随意更换，至少使用 3 个月。曲目不必太多，固定 5～6 首即可。

② 规律睡眠

规律睡眠也是重要的睡眠习惯之一。规律睡眠的形成需要成人认真观察记录婴幼儿的作息表现，掌握其睡眠的时间规律，合理安排白天的饮食与活动，创设良好环境，及时启动睡眠流程，帮助其养成按时睡眠的习惯。

一般来说，婴幼儿的夜晚入睡规律为：新生儿每 2～3 小时睡一觉，白天黑夜基本无区别；1～4 个月婴儿的昼夜节律基本形成，白天模式为吃—睡—玩，夜间模式为吃—睡—吃—睡，3 个月以后晚上入睡时间基本为 18 点至 21 点。

家长可以根据婴幼儿睡眠的一般规律，结合自家孩子的特点，有意识地从小培养孩子的良好睡眠习惯。

3. 适宜的环境，积极地回应与互动

多彩的环境能使大脑皮层的重量和厚度明显增加。婴儿出生后可以在小床周围（最佳视距 20 厘米左右）悬挂一些五颜六色的玩具（如图 2-2-6），如小气球、小灯笼、小彩带、父母彩照等，每当婴儿清醒并表现出对这些玩具的兴趣时，成人可以晃动这些玩具，并说给他们听，以满足婴儿的需要。玩具每隔 4～5 天可以轮流更换，注意悬挂安全。

成人还可以给婴儿播放优美的音乐，面带微笑地和婴儿进行轻柔的语言交流。随着婴儿颈部能直立，清醒时间的增多，还可以抱着他熟悉周围的环境和物品，根据他的反应适时地说给他听，尤其是婴儿 6 个月后进入语言发展的关键期，成人要提供丰富的语言环境。随着婴幼儿动作的不断发展，要科学地为婴幼儿提供各种玩具、图书等，并经常带他们到大自然中去，让他们自由探索，丰富感官感受，展开亲子互动。总之，婴幼儿发展的不同关键期，成人予以细致照料与密切互动是最

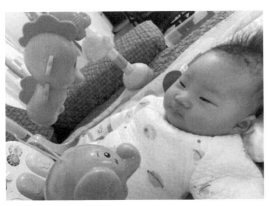

图 2-2-6　床头玩具布置

重要的。

4. 科学锻炼

丰富合理的活动能促进婴幼儿脑的发育,提高神经系统反应的灵敏性和准确性。当婴儿不断重复练习简单的感觉运动模式(如转头、伸手抓物体)时,就稳固了重要的突触间的联结。因此,婴儿抚触,婴儿被动操,婴幼儿体操,多种听觉、视觉、触觉训练以及各种小肌肉活动等都是建立突触联结,促进神经系统发育,加强机体调控能力的重要手段。要注意"左右开弓",以更好地促进婴幼儿大脑两半球的发育。

婴儿抚触又称婴儿按摩,可以促进婴儿毛细血管扩张,增强血液循环,促进触觉的发育,改善婴儿皮肤的高敏感度,提高睡眠质量。医学研究表明,通过抚触可以促进婴儿神经系统发育,有益于脑部发育及行为发展,能增强免疫力,促进消化功能,减少焦虑,稳定情绪。抚触可以增进亲子关系,是父母对子女高质量陪伴的重要举措。

婴儿出生以后就可以开始做抚触。

(1)抚触的准备

预备好毛巾、尿片、替换的衣服、润肤油(按摩油)等。选择安静、清洁的房间,注意室内温度适宜(25摄氏度左右),空气新鲜;室内照明避免刺激性光源;播放一些柔和的音乐(音量不宜大)。

(2)抚触时机的选择

时机的选择一般考虑两方面的因素。一是选择婴儿清醒专注,情绪良好的时候进行。一般清晨醒来或沐浴后婴儿状态比较好。二是成人(按摩者)心无杂念,能全身心投入,如果感觉内心不平静,可以做几次深呼吸,让自己缓和下来,轻松愉悦地面对婴幼儿。

(3)注意事项

抚触前,成人要检查自己的指甲是否已修剪,取下饰物(戒指、手表、手镯等),以免不慎划伤、碰伤婴儿,并温暖双手。操作时动作轻柔,切忌粗暴,开始时轻轻按摩,根据婴儿的反应逐渐增加(调整)压力,使婴儿逐渐适应。抚触不是一种机械运动,它应由成人和婴儿协调完成。抚触传递着爱和关怀,它将带给父母和婴儿愉悦感。

(4)抚触方法

其一,脸部按摩可舒缓婴儿脸部吸吮、啼哭及长牙所造成的紧绷,发展面部表情,促进语言发展等。

"永远的微笑":从婴儿前额中心处,成人用双手拇指往(外)两侧轻轻推压,划出一个微笑状。在婴儿眉头、眼窝、人中、下巴处,成人用双手拇指往外推压,划出一个微笑状(如图2-2-7)。

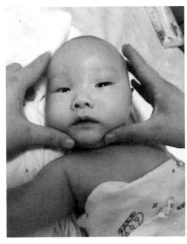
图 2-2-7 "永远的微笑"

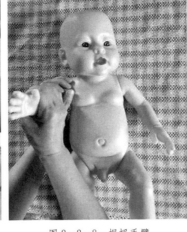
图 2-2-8 捏捋手臂

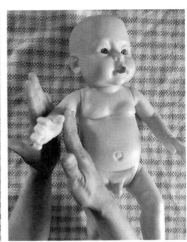
图 2-2-9 搓滚手臂

其二,手部按摩可增强婴儿灵活反应及运动协调能力。

捏捋手臂:成人双手呈"C"状握住婴儿手臂,自上而下从肩部向手部交替捏捋(如图 2-2-8),反复进行数次(依婴儿表现可进行 5～10 次)。用同样的方法按摩婴儿的另一只手臂。

搓滚手臂:成人双手夹住婴儿的手臂,自上而下搓滚(如图 2-2-9),反复进行数次(依婴儿表现可进行 5～10 次)。用同样方法按摩婴儿的另一只手臂。

摸手背:成人一只手握住婴儿的手臂,用另一只手的四指的指腹从婴儿手腕向手指方向抚摸数次(如图 2-2-10)。用同样方法按摩婴儿另一只手的手背。

摸掌心:托起婴儿小手,手心朝上,成人用拇指从掌心按摩至手指数次(如图 2-2-11)。用同样的方法按摩婴儿的另一只手。

揉捏手指:成人一只手扶住婴儿的小手,另一只手从婴儿每个手指的根部向手指尖轻轻揉捏,反复数次(如图 2-2-12)。注意不要用力按压婴儿的指甲盖,可以边捏揉边数数或边说出手指名称。用同样的方法揉捏婴儿的另一只手。

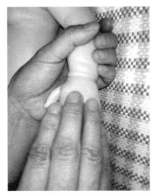
图 2-2-10 摸手背

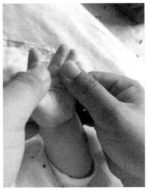
图 2-2-11 摸掌心

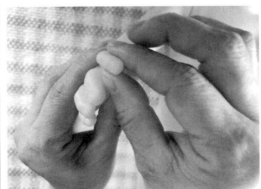
图 2-2-12 揉捏手指

其三,胸部按摩可使婴儿呼吸循环更顺畅。

十字交叉:成人将双手放在婴儿两侧肋骨边缘,右手斜向上滑至婴儿右肩,轻揉婴儿肩膀,注意避开婴儿的乳头。左手以同样方法进行胸部按摩(如图2-2-13)。

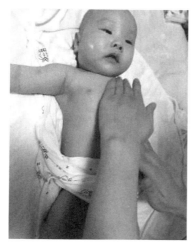

图2-2-13　十字交叉

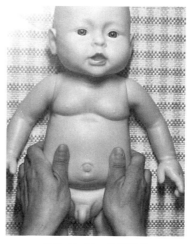

图2-2-14　推开腰线

其四,腹部按摩可加强婴儿的排泄功能,有助排气纾解便秘。

推开腰线:成人将双手拇指放在婴儿肚脐两旁,向两侧推开(如图2-2-14)。

"我爱你":成人用右手四个手指的指腹,从婴儿右腹由下往上画一个英文字母"I",依自己的方向由左至右从婴儿横膈膜位置开始,到婴儿左大腿根部画一个倒写的"L",左手从婴儿右腿根部开始,向上绕过脐部上方回到左大腿根部,完成一个倒写的"U",即成人两手交替从婴儿右大腿根起顺时针绕过脐部上方到左大腿根部画倒"U"的过程(如图2-2-15)。做这个动作时,用关爱的语调向婴儿说"我爱你",婴儿会很高兴。注意在婴儿脐痂未脱落前要避开脐部。

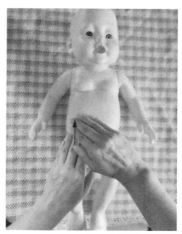
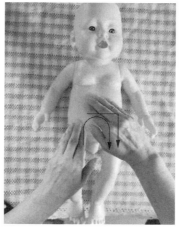

图2-2-15　"我爱你"

腹上行走：成人用食指和中指在婴儿腹部做行走状，从一侧到另一侧（如图2-2-16）。

其五，腿部按摩可增强婴儿灵活反应及运动协调能力。

捏捋腿部：成人双手呈"C"状握住婴儿大腿，自上而下从大腿根部向脚踝方向交替捏捋（如图2-2-17），反复进行数次（依婴儿表现可进行5～10次）。注意不要把婴儿的腿抬得太高，稍稍抬起即可。用同样方法按摩婴儿的另一条腿。

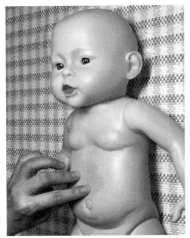
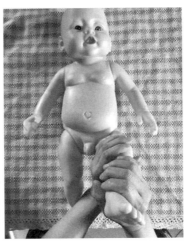
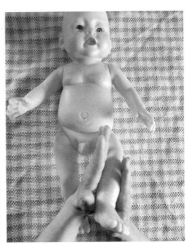

图2-2-16　腹上行走　　　　　图2-2-17　捏捋腿部　　　　　图2-2-18　搓滚腿部

搓滚腿部：成人双手夹住婴儿大腿，掌心相对，自上而下从婴儿大腿根部向脚踝方向搓滚（如图2-2-18），反复进行数次（依婴儿表现可进行5～10次）。用同样方法按摩婴儿的另一条腿。

揉脚踝：成人双手抬起婴儿的小脚，用拇指从脚踝上方，向两侧至脚后跟轻柔画圈数次（如图2-2-19）。用同样的方法轻揉婴儿的另一只脚踝。

摸脚掌：成人托起婴儿的小脚，脚心朝上，用拇指从脚掌按摩至脚趾数次（如图2-2-20）。用同样的方法按摩婴儿的另一只脚。

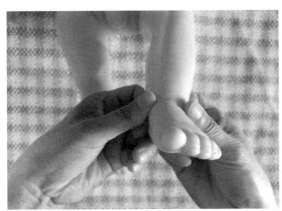
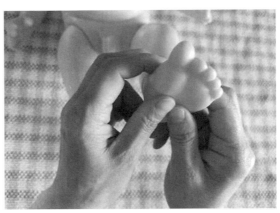

图2-2-19　揉脚踝　　　　　　　　　　　图2-2-20　摸脚掌

　　揉捏脚趾：成人的一只手轻轻扶住婴儿的小脚，另一只手从婴儿每个脚趾的根部向趾尖轻轻揉捏，并向上提拉（如图 2-2-21），反复数次。注意不要用力按压婴儿的指甲盖，可以边捏揉边数数，或边说出脚趾名称。用同样的方法揉捏婴儿的另一只脚。

　　其六，背部按摩有助于舒缓婴儿的背部肌肉。

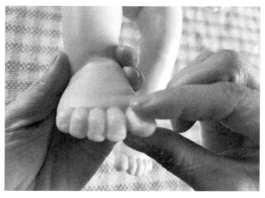

图 2-2-21　揉捏脚趾

　　搓一搓：婴儿俯卧，双手放在胸前，成人双手平放于婴儿背部，从颈部向尾椎双手交替做抚搓的动作（如图 2-2-22）。

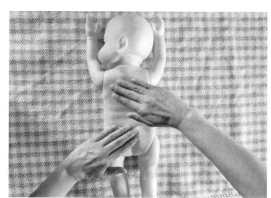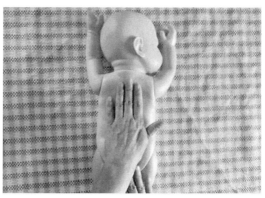

图 2-2-22　搓一搓

　　画圆圈：成人双手指腹在婴儿背部做画圆圈的动作（如图 2-2-23）。

　　梳一梳：成人五个手指分开，像梳子一样，用指腹从婴儿颈部下方顺着脊柱方向向下移动（如图 2-2-24）。

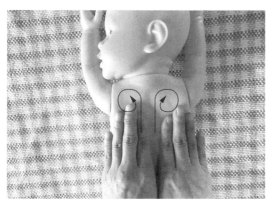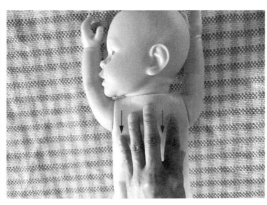

图 2-2-23　画圆圈　　　　　　　　　　　　　图 2-2-24　梳一梳

5. 保持室内空气新鲜

充足的氧气是维持婴幼儿脑细胞正常活动的基本条件。婴幼儿对缺氧的耐受力不如成人，如果居室内空气污染，婴幼儿的脑细胞会受损。房间要经常通风换气，通风换气的时间长短可以根据室内外温差而定，温差越大，换气速度越快，时间可以稍短。冬季至少每半日通风 1 次，每次 10～15 分钟。冬季开窗一定确保室温最低不低于 14 摄氏度，婴幼儿的床不要离窗太近。夏季窗户可以一直敞开着，包括睡眠时间。开窗切记不要形成穿堂风。夏季如果使用空调，每隔 2～3 个小时就要通风一次。

6. 根据大脑皮质的活动规律，科学安排婴幼儿的活动

合理安排婴幼儿一日生活，动静交替，活动多样化并长期坚持，能促使婴幼儿形成一系列时间性条件反射，同时注意培养婴幼儿多方面的兴趣。

（1）利用优势法则——注重兴趣的培养

优势法则指人体能从作用于自身的大量刺激中，选择出最强的或最重要的符合本身目的、愿望和兴趣的少数刺激，这些刺激在大脑皮层所引起的兴奋区域称为优势兴奋灶。优势兴奋灶的形成，能使机体具有良好的应激功能，更容易形成条件反射。因此，从小注重培养婴幼儿广泛的兴趣，容易在大脑皮层形成优势兴奋灶，将来可提高学习效率。

（2）利用镶嵌式活动原则——动静交替、劳逸结合

镶嵌式活动原则指人体整个大脑皮层，在进行某项活动时，只有相应部分的神经元处于工作状态，其他部分则处于休息状态，而且在工作区也存在着部分神经元处于兴奋过程、部分神经元处于抑制过程的现象。因而大脑皮层经常呈现兴奋区与抑制区、工作区与休息区相互镶嵌的活动方式。由于脑的功能定位不同，随着活动性质的改变，兴奋区和抑制区、工作区和休息区不断轮换，新的镶嵌形式不断形成。不同类型的活动交替进行，能使大脑皮层不同区域得到轮换休息与锻炼。因此，婴幼儿活动安排应动静交替、劳逸结合。

（3）利用动力定型——助力良好习惯的养成

当人体内、外部的条件刺激按照一定的顺序多次重复后，大脑皮层的兴奋和抑制过程在时间、空间上的关系就固定下来，前一种活动成为后一种活动的条件刺激，条件反射的出现越来越恒定和精确，这就是动力定型。作息合理有规律，时间与常规要求固定，有利于婴幼儿建立相应的条件反射，形成习惯。因此，要让婴幼儿知道什么时间干什么，什么事情该怎么做，所有成人对婴幼儿的教育要求要一致。

第三节　婴幼儿运动系统

一、运动系统的组成与功能

生命在于运动,运动能促进新陈代谢,保持身体健康。运动系统由骨、骨连结、骨骼肌构成。骨与骨连结形成骨骼,骨骼肌附着于骨骼上,在神经系统的调节下,收缩、舒张产生各种运动。运动系统在构成身体轮廓、支持体重、保护内脏器官和造血方面有着重要机能。

(一) 骨

正常成人的骨骼共有206块。其中颅骨共23块,保护脑并形成面部支架,起保护和支持作用。躯干骨共51块,胸骨、肋骨和胸椎共同围成胸廓,容纳和保护心脏、肺等内脏器官。上、下肢骨共126块,在骨骼肌的牵动下能做各种动作,下肢骨还起着支撑体重的作用。听骨6块,起着传导声波的作用。

从骨的形态上看,有长骨、短骨、扁骨和不规则骨。长骨主要分布于四肢,如股骨、肱骨、胫骨、腓骨、尺骨、桡骨等;短骨主要分布于承受压力而运动较复杂的部位,如腕骨、跗骨等;扁骨主要分布于颅腔、胸腔、腹腔壁,如胸骨、肋骨、顶骨、髋骨等;不规则骨如椎骨、颞骨等。

从骨的构造上看,以长骨为例,两端叫骨骺,中间大部分叫骨干。骨干和骨骺之间的软骨层叫生长板。骨的生长就是依靠生长板内的软骨细胞不断增殖、分化、钙化累积而成的。生长板闭合,人就不会再长高了。骨由骨质、骨膜、骨髓构成,并含有丰富的血管和神经(见图2-3-1)。

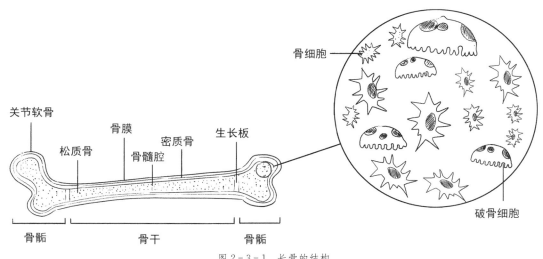

图2-3-1　长骨的结构

骨的主要成分是骨质,分为密质骨和松质骨。密质骨分布于骨的表层和长骨的骨干。松质骨呈海绵状,分布于骺部和骨内层。骨膜包裹除关节面和被滑膜覆盖处以外的骨面,内含丰富的血管、淋巴管、神经以及成骨细胞和破骨细胞,对骨的营养、生长和再生具有重要作用。骨髓填充于长骨骨髓腔及松质骨的间隙内,分为红骨髓和黄骨髓。红骨髓具有造血功能。

从骨的成分上看,骨由有机物和无机物构成。有机物主要由骨胶原和粘多糖蛋白构成,使骨坚韧有弹性。无机物主要是钙盐,使骨坚硬。成人的骨中有机物约占 1/3,无机物约占 2/3,因此成人的骨既坚韧又有弹性。骨的成分比例随年龄不同而变化。

(二) 骨连结

骨与骨之间的连结称为骨连结。骨连结有直接连结和间接连结。直接连结是骨与骨之间借结缔组织、软骨相连,活动范围很小或不能活动,如颅骨之间的连结。间接连结又称关节,是骨连结的主要方式,活动范围大,如肩关节、肘关节等。

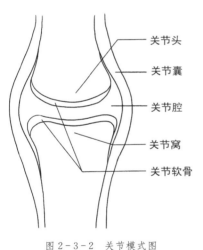

图 2-3-2 关节模式图

关节由关节面、关节囊和关节腔构成。关节面包括关节头和关节窝。关节头和关节窝的表面有关节软骨,可以起到缓冲作用。包围着关节面的纤维组织,叫关节囊,关节囊外层为纤维层,厚而坚韧;内层为滑膜层,薄而光滑,有血管网,附于关节软骨的周缘,可分泌滑液,以减轻关节的摩擦并营养关节软骨。关节囊滑膜层与关节软骨共同围成的密闭的潜在性腔隙,叫关节腔,腔内有少量滑液(见图 2-3-2)。关节腔内呈负压,对维持关节的稳固性有一定作用。

图中标注:关节头、关节囊、关节腔、关节窝、关节软骨

(三) 骨骼肌

人体骨骼肌大约有 600 多块。

肌肉的主要成分是水和蛋白质。肌肉具有一定的弹性,可以缓冲外力对人体的冲击,肌肉的收缩和舒张,能产生各种运动。

持续的肌肉收缩,会使肌肉本身的工作能力减弱甚至停顿,这种现象称为疲劳。肌肉疲劳是因为在剧烈活动或较长时间的活动后,组织中的氧气供给不足,肌肉中的营养物质不能完全氧化,产生了乳酸,肌肉里的乳酸积聚多了,就会感到肌肉酸痛。经过适当的休息,供养充足时,乳酸会分解成二氧化碳和水,同时释放能量,供给机体需要,人体就会感到轻松。

构成肌肉的基本单位是肌纤维,许多肌纤维集合在一起,外包以疏松结缔组织膜,成为肌束。许多肌束再被结缔组织膜包在一起成为一块肌肉。每一块肌肉由肌腹、肌腱两部分组成。肌腹是肌肉的中间部分,色红、质软、富有弹性,由肌纤维组成,有收缩性;肌腱在肌肉的两端,色白而坚韧,由致密结缔组织构成,无收缩能力。

二、婴幼儿骨骼生长发育特点与家庭教育指导

(一) 婴幼儿骨骼生长发育特点

1. 婴幼儿骨骼的数量比成人多

婴幼儿骨骼要比成人多11～12块,实际上应有217～218块。婴幼儿的骶骨有5块,长大成人后合为1块;尾骨有4～5块,长大后会合成1块;有2块髂骨、2块坐骨和2块耻骨,到成人就合并成为2块髋骨了。

2. 婴幼儿的骨富于弹性,柔软,可塑性强

婴幼儿的骨处于骨化过程之中,软骨成分多,因此,婴幼儿的骨较柔软,可塑性强。一旦骨折,容易出现"青枝骨折"现象。

3. 婴幼儿骨的生长、再生速度快

婴幼儿的骨膜较厚,血管丰富,有利于骨的生长和再生,若婴幼儿的骨受损,愈合速度比成人快。婴幼儿的骨髓几乎全是红骨髓,造血功能强。

4. 婴幼儿主要几种骨的生长发育特点

(1) 颅骨骨化尚未完成

婴幼儿颅骨骨化尚未完成。有些骨的边缘彼此尚未连接起来,有些地方仅以一层结缔组织膜相连,这些膜的部分称为囟门。额骨和顶骨之间为前囟;顶骨和枕骨之间为后囟(见图2-3-3)。囟门闭合情况反映颅骨骨化情况。囟门闭合时间:前囟约在婴幼儿12～18个月时闭合;后囟约在婴幼儿1～2个月时闭合。囟门闭合早晚与变化在某种程度上与脑的发育及疾病有关。囟门异常的几种情况如下。

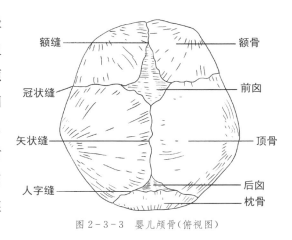

图2-3-3　婴儿颅骨(俯视图)

* 囟门突起:可能是颅内肿瘤,硬膜下有积液、积脓、积血等;长时间服用大剂量的鱼肝油、维生素A后突然停药。

* 囟门凹陷:主要见于婴幼儿身体内缺水。

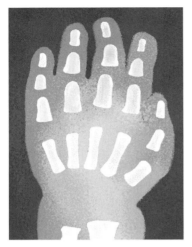

图 2-3-4 新生儿手骨

- 囟门早闭(1 岁以内前囟闭合):可能是脑发育不良。
- 囟门迟闭:可能是脑积水、佝偻病。
- 囟门过小:可能是小头畸形。
- 囟门过大:可能是先天性脑积水,先天性佝偻病。

(2)腕骨、掌骨、指骨骨化尚未完成

正常成人腕骨有 8 块。婴幼儿腕骨骨化尚未完成。新生儿腕骨全是软骨(见图 2-3-4),6 个月后逐渐出现骨化中心,直到 10 岁左右,8 块腕骨的骨化中心才全部出现(见表 2-3-1)。婴幼儿手指骨和手掌骨的骨化更晚,要到 9～11 岁才完成。因此,婴幼儿的手部力量弱。

表 2-3-1 腕骨骨化中心出现时间

年龄(岁)	腕 骨 名 称	骨化中心出现总数
1	头状骨、钩骨	2
3	三角骨	3
4	月骨	4
5	大多角骨、手舟骨	6
6	小多角骨	7
10	豌豆骨	8

(3)脊柱四个生理性弯曲尚未固定,椎骨之间软骨层发达

正常成人的脊柱有四个生理弯曲:颈曲、胸曲、腰曲、骶曲(见图 2-3-5)。新生儿骶曲已固定,其他弯曲随婴幼儿年龄增大、动作发育而逐渐形成,但不固定,卧床时消失。婴幼儿学会抬头出现颈曲;学会坐出现胸曲;学会站立、行走出现腰曲。婴幼儿脊柱椎骨之间软骨层发达,柔软易变形,所以要注意脊柱的保护,预防脊柱畸形。

(4)髋骨尚未愈合成完整的一块

骨盆由髋骨、骶骨、尾骨围成。婴幼儿的髋骨不是完整的一块,由髂骨、坐骨、耻骨借软骨连在一起,直到 19～25 岁,才长成完整的一块。因此要避免婴幼儿从高处跳到坚硬的地面,以防组成髋骨的三块骨之间发生移位,影响骨盆的正常发育。

(5)足弓不牢固,足骨尚未骨化

足骨的跗骨及其连结的韧带形成凸向上方的弓形,称足弓。足弓具有弹性,可以缓冲行

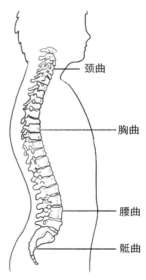

图 2-3-5 脊柱侧面观

颈曲

胸曲

腰曲

骶曲

走跑跳时对身体所产生的震荡,保护脑和体内器官,还可以保护足底的血管和神经免受压迫。婴幼儿足弓在1岁左右学走路时逐渐形成。由于婴幼儿足弓周围韧带松,肌肉力量弱,若婴幼儿过于肥胖,走路、站立时间过长,足底负荷过重,均可引起足弓塌陷,形成扁平足。扁平足也可能是由足弓先天发育不良而形成。

（二）婴幼儿骨骼生长发育的家庭教育指导

1. 培养正确的卧、坐、立、行姿势

无论是婴儿的颅骨、脊柱、骨盆还是腕骨等,骨骼钙化均尚未完成,柔软易变形。婴儿在出生时头骨是柔软的,尚未完全骨化,有相当大的可塑性;因此,调整头型的黄金时期就是出生后的3个月内。此外,正确的卧、坐、立、行的姿势,有利于颅骨、胸骨、肋骨、脊柱等的发育。

（1）睡姿

婴儿1岁以前,以侧卧或仰卧为宜。一般情况下吃完奶后睡觉最好侧卧,以防呛奶。新生儿侧卧可在其背后倚一个小被子,帮其侧卧,侧卧要左右交替,以防头睡偏。三个月以后,平躺时间可延长,让头型尽量恢复成圆形。如果婴儿持续睡眠时间较长,中间可以助其换一个姿势,以免因长时间一个姿势而造成肌肉疲劳。一岁之后,就不用刻意去调整他的睡姿了,他会自己调节。

（2）坐姿

正确的坐姿应该是头略向前,身体坐直,背靠椅背;大腿和臀部大部分坐在座位上;小腿与大腿略呈直角;双手自然放在腿上;双脚自然着地;有桌子时,桌椅高度比约为2∶1,两臂能自然放在桌子上,不耸肩,不塌肩,两肩一样高。

（3）站姿

正确的站姿应该是头正,肩平,挺胸,收腹,肌肉放松,双手自然下垂,两腿站直,两足并行,足尖略分。

（4）行姿

正确的走路姿势是上身自然挺直,抬头挺胸,目视前方,双肩平稳,双手自然下垂,手指并拢并自然弯曲,两臂以肩关节为轴心前后自然摆动,上下肢协调,两腿脚尖向前交替前进。

10个月(最晚1岁半)的婴儿已经能够蹒跚学步了,2～3岁幼儿基本都会独立行走,但仍会出现头重脚轻、动作不协调、速度忽快忽慢等问题。成人可以采用音乐伴奏、拍手等形式,让婴幼儿做有节奏地快行、慢走的练习,还可以与婴幼儿一起练习,为婴幼儿提供示范。

2. 采取针对性防护措施

（1）囟门的保护

不要用坚硬的物品触碰婴幼儿的头部；保持头部清洁。囟门的清洗可在洗澡时进行。

① 用婴幼儿专用洗发液而不要用强碱肥皂，以免刺激头皮诱发湿疹，或加重湿疹。

② 清洗时应用指腹平置在囟门处轻轻地揉洗，不应强力按压或强力搔抓，更不能以硬物在囟门处刮划。

③ 如果囟门处"乳痂"不易洗掉，可以先把食用油蒸熟后涂抹于此处，润湿浸透 2～3 小时，待这些污垢变软后，再用无菌棉球按照头发的生长方向擦掉。

（2）腕骨的保护

① 婴幼儿手腕使用时间不宜过长。写字、画画、练琴等均要控制在一定时间内。

② 给婴幼儿准备的玩具应大小、轻重适宜。

③ 手腕过度用力的游戏不适合婴幼儿，如掰手腕、拔河游戏等。

（3）脊柱的保护

① 新生儿不要睡枕头

新生儿颈曲尚未出现，平躺时头部、背部在一条直线上，头与肩宽接近，平躺、侧卧都很自然，不需要枕头；相反，由于新生儿脖子短，头部被垫高，反而会不舒服，甚至影响呼吸与吞咽。如果有溢奶或吐奶现象，可以把整个上半身垫高一些，或用毛巾折叠 2～3 层当枕头，以防吐奶。

婴儿 3 个月左右出现颈曲，可以睡高度为 1 厘米左右的枕头；6～7 个月会坐时，出现胸曲，肩宽也在增加，可以睡高度为 3 厘米左右的枕头。

② 婴幼儿床垫的硬度要合适

婴幼儿不宜睡软床，过软的床垫无法给予脊柱良好的支撑，容易影响正常生理性弯曲的形成，造成驼背。硬度一般以在木板上铺上一层棉被的感觉为宜。床垫过硬会造成身体和床垫接触部位压力过大。

③ 婴幼儿不宜久坐、久蹲

久坐、久蹲会使局部的血液不流通，还可能导致脊柱变形等。6 个月以下的婴儿尤其不能久坐。学会走路后，注意不要让幼儿长时间蹲着玩耍。

④ 避免长时间一侧负重

长时间一侧负重会造成脊柱侧弯，双肩高低不同，最常见的就是单肩背包。所以，最好为幼儿选择适宜的双肩背包，背包和其内物品的重量不要超过幼儿体重的 10%～12%。

（4）骨盆的保护

要避免幼儿从高处跳到坚硬的地面，以防组成髋骨的三块骨（髂骨、坐骨、耻骨）之间发生移位，影响骨盆的正常发育。幼儿最喜欢蹦蹦跳跳，如果条件允许，可以提供蹦蹦床；如果条件不允许，可以利用沙发、床垫（有弹性的）等，供幼儿蹦跳；还可以利用两张床垫或沙发间的高度差，供幼儿蹦跳。

（5）足弓的保护

① 预防双脚疲劳

避免婴幼儿长时间站立行走。若需要长时间站立、行走，中间要适当休息，以防婴幼儿疲劳。带婴幼儿出门游玩，可以走走歇歇，也可以间或抱一抱，背一背。

② 预防双脚负荷过重

造成双脚负荷过重的重要因素是肥胖。婴幼儿要合理饮食，科学锻炼，预防肥胖的发生。

③ 选择合适的鞋子

鞋子应宽松合适，大小适中，轻便，透气性好。鞋底要软硬适度、防滑、有弹性。一般来说，以脚后跟能伸进一个手指为宜，鞋跟比前脚掌高 1 厘米左右，利于足弓发育。

3. 合理安排体育锻炼和户外活动，多晒太阳

体育锻炼和户外活动可以促进婴幼儿动作的全面发展，阳光中的紫外线还能使皮肤下 7-脱氢胆固醇转化成维生素 D，促进钙的吸收，对婴幼儿的睡眠、语言、逻辑思维、身体姿态以及神经系统的发育等都有重要影响。婴幼儿年龄越小，运动加强神经系统突触之间联结的作用越明显。不同年龄的婴幼儿的每天运动时间及活动内容见表 2-3-2。

表 2-3-2　不同年龄婴幼儿每天运动时间及活动内容建议

月　龄	运　动　时　间	活　动　内　容
0～3	5～30 分钟。	自由转头、伸胳膊、踢腿、自由侧翻、抚触、俯趴、游泳等。
3～6	30～120 分钟。	可新增自主翻身、推爬等。
6～12	120～180 分钟为宜，应不少于 90 分钟，其中户外时间不少于 15 分钟。	可新增爬行、扶站扶走等。
13～18	2 小时以上，其中户外应不少于 1 小时。	可新增独立行走、障碍走、攀爬、钻爬等。
18～36	2.5～3 小时，其中户外应不少于 1 小时。	可新增走、跑、跳（单双脚）、攀爬等。

关于婴儿俯卧（俯趴），不同学者存在不同观点。位于匈牙利布达佩斯的皮克勒婴幼儿研究中心（Pikler Institute）认为，在婴儿能够独立翻身之前，让其俯卧没有什么帮助，婴儿大肌肉运动发展的第一个阶段是侧翻身。其发布的婴幼儿大肌肉发展对照表中，也未包含与抬头有关的任何项目（见表 2-3-3）。多年来，皮克勒婴幼儿研究中心一直坚持：无论睡眠

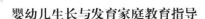

婴幼儿生长与发育家庭教育指导

还是清醒,婴儿均可自由仰躺,直到他们能够独立翻身;照料者不必干预婴儿的运动技能发展。皮克勒婴幼儿研究中心的研究者发现,俯卧着睡,婴儿猝死的风险会加大。婴儿俯卧时会用哭来表示抗议,成人可以让婴儿自由仰躺,不予任何束缚和限制(包括不使用"蜡烛包"的包裹方式,不把婴儿困在婴儿椅、婴儿车、婴儿背带里等),婴儿的肌肉系统能按照自然顺序发展,水到渠成时自然会侧翻至俯卧姿势。

表 2-3-3 皮克勒对照表:日常生活中观察到的婴幼儿大肌肉动作出现的年龄

活动表现	3%婴幼儿出现此动作的年龄	25%婴幼儿出现此动作的年龄	50%婴幼儿出现此动作的年龄	75%婴幼儿出现此动作的年龄	97%婴幼儿出现此动作的年龄
侧卧	13 周	17 周	20 周	24 周	33 周
从侧卧翻身到俯卧	18 周	22 周	28 周	31 周	39 周
从俯卧翻身到仰卧	20 周	24 周	30 周	34 周	40 周
俯卧时能玩耍	21 周	26 周	30 周	34 周	41 周
翻身	25 周	29 周	33 周	37 周	43 周
开始爬行	30 周	35 周	40 周	46 周	53 周
半躺半坐	30 周	34 周	40 周	47 周	54 周
独立坐	35 周	42 周	47 周	53 周	16 个月
坐着玩耍	37 周	45 周	52 周	54 周	16 个月
坐在椅子上	48 周	54 周	16 个月	18 个月	21 个月
用四肢爬	34 周	38 周	43 周	50 周	16 个月
跪地	35 周	40 周	47 周	52 周	55 周
扶着东西站	37 周	44 周	48 周	54 周	16 个月
扶着东西走	40 周	46 周	53 周	54 周	17 个月
独立站	47 周	53 周	55 周	17 个月	20 个月
独立走一两步	50 周	53 周	55 周	17 个月	20 个月
四处走	51 周	54 周	17 个月	19 个月	21 个月
走楼梯	54 周	18 个月	21 个月	24 个月	28 个月

(摘自珍妮特·冈萨雷斯-米纳等人的《婴幼儿及其照料者》)

美国心理学家南希·贝利(Nancy Bayley)编制的《贝利婴儿发展量表》被广泛用于评估年龄为 1~30 个月婴幼儿的运动发展情况。她认为,俯卧抬头属于大肌肉运动发展的第一阶段(见表 2-3-4)。没有俯卧锻炼的婴儿,这一项表现较差。俯卧抬头可以锻炼颈部和胸部肌肉是毋庸置疑的,因此,有专家强烈建议婴儿每天要有"俯卧时间"。

表 2-3-4 贝利对照表:婴幼儿(1~30 个月)大肌肉动作发展的年龄

技　　能	50%的婴幼儿掌握该技能的月份	90%的婴幼儿掌握该技能的月份
俯卧时将头抬起 90 度	2.2	3.2
翻身	2.8	4.7

技　　　能	50%的婴幼儿掌握该技能的月份	90%的婴幼儿掌握该技能的月份
独立坐	5.5	7.8
扶着东西站	5.8	10.0
爬	7.0	9.0
扶着东西走	9.2	12.7
独立站	11.5	13.9
独立走	12.1	14.3
上台阶	17.0	22
向前踢球	20.0	24

（摘自珍妮特·冈萨雷斯-米纳等人的《婴幼儿及其照料者》）

我们可以把二者结合一下，既不坚持完全的自由运动观，也不机械地安排每天的"俯卧时间"；不束缚婴幼儿的身体，确保无论是无意识的反射行为还是有意识的随意运动都能自由进行；在婴幼儿清醒时，根据他的反应与需求以及婴幼儿动作发展的一般规律，在一日照料的各环节中，适时、适宜地提供适当的帮助，并积极创造条件提供各种运动的机会、设备、材料，促进婴幼儿健康发展。

（1）助其抬头

喂奶后，将婴儿头部靠在成人肩上，轻拍打嗝后，可以放开扶头的手，让其自然竖直片刻。既预防溢奶，又锻炼了颈部肌肉。

在亲子时间，如果正值婴儿空腹，可以将其抱在成人胸腹前，成人慢慢斜躺或平躺，使婴儿俯卧在成人胸腹部，扶其头部至正中，呼唤其乳名，引逗其短时间抬头，而后用手轻轻地抚摸其背部，放松其背部肌肉。趴在父母胸腹前，婴儿能感到安全、舒适、愉快，享受父母的爱抚并锻炼颈部肌肉。

（2）助其翻身

当婴儿自由仰躺，有变换姿势、翻身倾向，并几经尝试不成功，成人可以伸出援手，助其从仰躺到侧卧到俯趴，或从俯趴回到仰躺。

● 婴儿侧卧不稳时，可以紧靠其背部放一个小垫子，帮他稳定一下。

● 当婴儿欲从侧卧到俯卧，而且几经尝试不成功时（如图2-3-6），成人可以扶住其后颈部轻轻地推动，助他"一臂之力"。

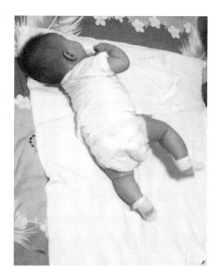

图 2-3-6　努力翻身

• 婴儿不能自如地从俯卧回到仰卧时,成人可以张开一只手,虎口对着婴儿的后颈部稍稍向四指一侧压,另一只手从下往上固定婴儿脸颊往拇指方向轻轻推动,帮助他仰卧。

同时注意与婴儿之间要有语言交流,比如"翻过来喽""翻过去喽"。

(3)创设适宜的环境,提供必要的材料

随着婴幼儿动作的发展,活动能力的增强,要提供适宜的环境与材料,以满足其需要。

• 提供毯子、席子、垫子、木地板等供其爬行,提供草坪、沙地、球、澡盆、田间菜地与游乐场等供其嬉戏(如图2-3-7,适合3~36个月的婴幼儿)。

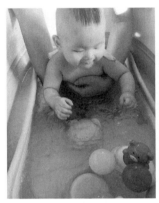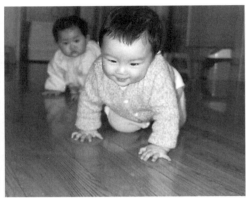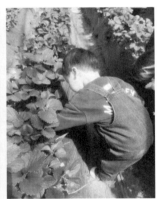
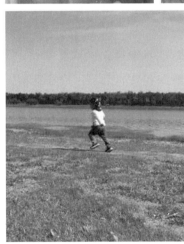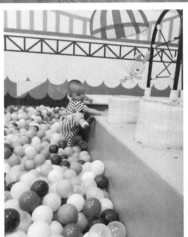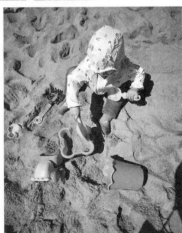

图2-3-7 为婴幼儿动作发展创设各种条件

• 提供带轮子的玩具。带轮子的整理箱,婴幼儿可以推来推去,能起到学步车的作用,但又不束缚其活动;箱里的玩具,可以供婴幼儿取出来玩耍,还可以帮助其养成玩具取放有序的好习惯。还可以提供滑板车、三轮自行车、扭扭车、平衡车等(如图2-3-8,适合10~36个月的婴幼儿)。

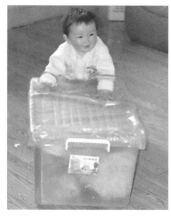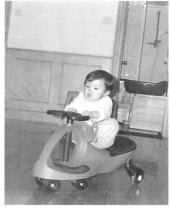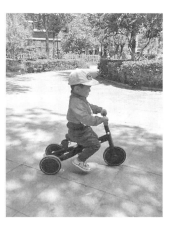

图2-3-8　提供带轮子的玩具

● 提供适于攀爬、悬吊与锻炼平衡的器械,如攀登架,滑梯,单杠,蹦床,摇马,秋千,绳梯,跷跷板,摇椅,平衡木,荡荡船等(如图2-3-9,适合24～36个月的幼儿)。

另外,成人还可以准备一些较大的轻型积木,供婴幼儿搬运与搭建。

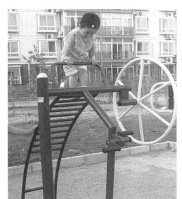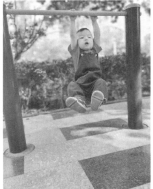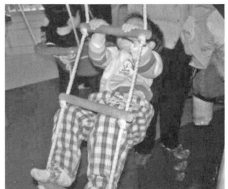

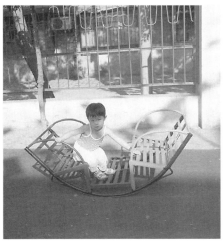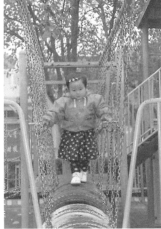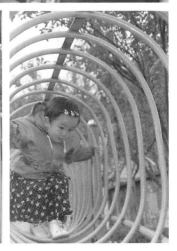

图2-3-9　提供大型运动器械

（4）开展游戏活动，发展婴幼儿大肌肉动作技能及手眼协调能力

① 过隧道（7～10月龄）

目的：激发婴儿爬行的兴趣，练习爬行。

前提：婴儿会爬。

玩法：成人手膝着地，躯干与地面形成一个"拱形"隧道，婴儿在此隧道下爬来爬去（如图2-3-10）。

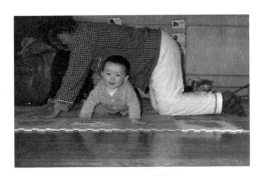

图2-3-10　过隧道

② 放手走（11～12月龄）

目的：锻炼婴儿的独立行走能力。

前提：婴儿能独立站稳。

玩法：先扶婴儿站好，然后在几步远的地方拿玩具逗引，鼓励其独立走过去。

③ 滚球（13～15月龄）

目的：锻炼幼儿手臂肌肉力量，提高注意力及手眼协调能力。

前提：幼儿能抱住球。

玩法：成人和幼儿面对面坐，双腿分开，来回把球滚给对方。距离可逐渐加大。

④ 爬阶梯（16～18月龄）

目的：锻炼幼儿四肢，促进手脚和全身的动作协调。

前提：幼儿能四肢着地，在平地上会爬。

玩法：选择不太高的楼梯、攀登架，供幼儿爬上爬下。

⑤ 扶栏杆上楼梯（19～20月龄）

目的：锻炼幼儿攀登能力。

前提：幼儿能用手抓牢栏杆扶手。

玩法：幼儿自己扶好栏杆扶手，上楼梯。

⑥ 球钻山洞（22月龄以上）

目的：发展幼儿的空间方位感和运动能力。

前提：幼儿四肢着地能支撑身体。

玩法：幼儿双手双脚分开，撑在地上，抬头向前（成人可示范给幼儿看）。成人把球从其手脚或身体的空当中滚过去。成人和幼儿可交替游戏，以增加幼儿活动的兴趣（如图2-3-11）。

⑦ 玩气球（24月龄以上）

目的：提高幼儿的手眼协调能力。

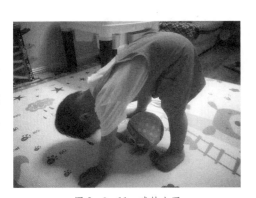

图2-3-11　球钻山洞

前提：幼儿跑跳基本平稳。

玩法：准备一只气球，把球抛向空中，当气球落下来时，教幼儿用手向上击球，或用头顶球，使球不落地。家长可以参与其中，亲子游戏，其乐融融。

⑧ 走平衡木（30 月龄以上）

目的：促进幼儿的身体平衡能力。

前提：幼儿能在单排砖上行走并保持平衡。

玩法：布置一个离地高度为 10～15 厘米的平衡木，供幼儿在上面行走（如图 2-3-12）。平时也可以鼓励幼儿在便道牙子上行走（如图 2-3-13）。

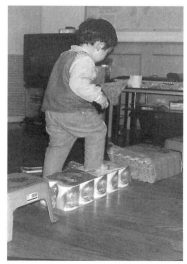 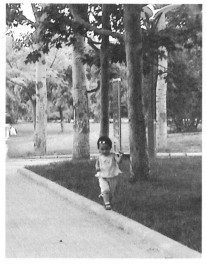

图 2-3-12　走自建平衡木　　　　　　图 2-3-13　走便道牙子

⑨ 踩"地鼠"（30 月龄以上）

目的：锻炼幼儿的奔跑能力以及动作的敏捷性，提高动作的协调能力。

前提：幼儿能自由奔跑。

玩法：用旧袜子、手套等，装上棉花、碎布头等软物，缝制成一只"地鼠"。成人牵着"地鼠"在前面慢跑，幼儿在后面追，踩住"地鼠"就算赢一次，赢了以后可以给其拥抱、口头表扬等鼓励。

4. 供给充足的营养

充足的蛋白质、维生素 D、钙、磷等是骨骼发育的重要营养素。婴幼儿可以从均衡饮食中摄取钙质，可多吃牛奶或乳制品、豆类食品、鱼等。维生素 D 除了可以从食物中获取，更多的需要通过晒太阳来获得。另外，摄取充足的维生素 C 有助于合成胶原质，胶原质也是骨骼的主要基质成分。

营养不良会使婴幼儿的肌肉和骨骼缺乏力量，神经系统产生问题，限制婴幼儿运动的协调和控制能力。此外，超重儿、肥胖儿的运动技能发展也会受到限制。

三、婴幼儿关节生长发育特点与家庭教育指导

（一）婴幼儿关节生长发育特点

婴幼儿的关节窝浅,关节头大,关节附近的韧带较松,肌纤维细长,关节的伸展性和活动范围比成人大,灵活性和柔韧性明显优于成人。但是,关节的牢固性较差,在外力的作用下,易发生脱臼。

（二）婴幼儿关节生长发育的家庭教育指导

1. 加强体育锻炼,增强关节的牢固性、柔韧性与灵活性

体育锻炼可使肌肉粗壮有力,骨骼更坚固,增强关节的灵活性,对于神经系统突触联结的建立和巩固也是有利的。各种活动前一定要做好准备活动,活动开各个关节。同时,要和婴幼儿做好交流,让他清楚即将开始做什么,避免机械地开展某些运动。

增强关节的灵活性,发展协调能力,婴幼儿体操是不错的选择。一般可在进食后 1 小时左右进行,每次选做 1~2 节,每节重复 2 个八拍,每天 1~2 次,可配合空气浴,循序渐进。

（1）婴儿被动操(3~6 月龄)

① 张开双臂

预备：婴儿仰卧,双臂放在身体两侧,成人握婴儿的手腕,婴儿握成人的拇指。

动作：第一拍轻带婴儿两臂左右分开平展,第二拍轻带婴儿两臂胸前交叉。第三拍至第八拍动作同前。

② 伸屈上肢

预备：同"张开双臂"。

动作：第一拍轻带婴儿左臂肘关节屈曲,第二拍轻带婴儿左臂伸直还原。第三拍和第四拍换成右臂做同样动作,第五拍至第八拍动作同前。

③ 伸屈下肢

预备：婴儿仰卧,两腿伸直,成人两手握住婴儿的踝部。

动作：第一拍轻带婴儿左膝关节屈曲,膝缩靠腹部,第二拍轻带婴儿左腿伸直还原。第三拍和第四拍换成右腿做同样动作,第五拍至第八拍动作同前。

④ 上举双腿

预备：同"伸屈下肢"。

动作：第一拍轻带婴儿两腿伸直上举,与腹部成直角(臀部不离开床面),第二拍轻带婴儿双腿还原。第三拍至第八拍动作同前。

（2）婴儿主被动体操（7～12 月龄）

① 拉双臂坐起

预备：婴儿仰卧，双手放在体侧。成人两手握住婴儿的手腕，婴儿握成人的拇指。

动作：第一拍轻轻拉直婴儿两臂，与床面垂直，第二拍拉婴儿坐起（让婴儿自己用力，大人不能过于用力），第三拍慢慢放婴儿躺下，第四拍还原。第五拍至第八拍动作同前。

注意：拉婴儿坐起前喊口令"预备——起"，让婴儿做好腕部和身体的准备；动作柔和，以防突然牵拉腕部发生脱臼。

② 拉单臂坐起

预备：婴儿仰卧，成人右手握住婴儿的左手臂，成人左手按住婴儿的双膝。

动作：第一拍轻拉婴儿左手臂帮助其坐起，第二拍还原，第三拍和第四拍换右手臂，第五拍至第八拍动作同前。

③ 腰部成桥

预备：婴儿仰卧，成人右手托住婴儿腰部，左手按住婴儿双足踝部。

动作：第一拍托起腰部，使婴儿腹部稍稍挺起（婴儿头部应不离床面），第二拍还原。第三拍至第八拍动作同前。

④ 握肘跪起直立

预备：婴儿俯卧，成人两手从婴儿背后握住婴儿两手肘部。

动作：第一拍扶婴儿跪直（应让婴儿自己用力），第二拍扶婴儿站立（应让婴儿自己用力站起），第三拍扶婴儿跪直，第四拍还原。第五拍至第八拍动作同前。

⑤ 提起双腿

预备：婴儿俯卧，两肘支撑身体，成人双手握住婴儿的两个小腿。

动作：第一拍提起婴儿双腿约 30 度（动作要轻柔、缓和，让婴儿两手用力支起头部），第二拍还原。第三拍至第八拍动作同前。

⑥ 扶肘站起

预备：婴儿俯卧，成人两手从婴儿背后握住婴儿两臂肘部。

动作：第一拍扶婴儿站起（尽可能让婴儿自己用力），第二拍还原。第三拍至第八拍动作同前。

⑦ 弯腰捡起

预备：婴儿与成人同一方向直立，成人一只手扶住婴儿两膝，另一只手扶住婴儿腹部，并在婴儿前方放一玩具。

动作：第一拍扶婴儿弯腰前倾，捡起玩具；第二拍直立还原（若婴儿不能还原，成人可将

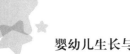

扶住婴儿腹部的手移到婴儿胸部,帮他直立)。第三拍至第八拍动作同前。

⑧ 跳跃运动

预备:婴儿与成人面对面站立,成人双手扶婴儿腋下。

动作:第一拍扶起婴儿离开床面(动作要轻快自然,以让婴儿的前脚掌着床面为宜,边做边说"跳、跳"),第二拍还原。第三拍至第八拍动作同前。

(3)幼儿竹竿操(13~18月龄)

准备竹竿两根(长 1 米左右,粗 1.5 厘米左右),两名成人相对而坐,两手各持竹竿一端,幼儿站在两根竹竿中间,两手分别握住一根竹竿,在音乐或口令节奏下,成人轻缓地移动竹竿,并指导幼儿做相应动作。

预备姿势:幼儿站在两竹竿之间,双手分别握住两根竹竿,两脚并列与肩同宽。

① 双臂摆动

动作:幼儿双脚原地不动,左右臂随竹竿前后摆动。第一拍幼儿左手向前,右手向后,第二拍动作相反。第三拍至第八拍动作同前。

② 单臂上举

动作:第一拍幼儿左手下垂扶竿,右手扶竿上举,伸直肘关节,第二拍还原;第三拍右手下垂扶竿,左手扶竿上举,伸直肘关节,第四拍还原。第五拍至第八拍动作同前。

③ 双臂上举

动作:第一拍幼儿两臂侧平举,第二拍两臂上举,第三拍两臂侧平举,第四拍还原。第五拍至第八拍动作同前。

④ 体侧运动

动作:第一拍幼儿两臂侧平举;第二拍右臂经体侧上举,身体向左侧屈;第三拍两臂侧平举;第四拍还原。第五拍至第八拍动作同上,方向相反。

⑤ 蹲起运动

动作:第一拍幼儿两臂侧平举,第二拍下蹲,第三拍站起,第四拍还原。第五拍至第八拍动作同前。

⑥ 前进后退

动作:第一拍至第三拍,幼儿向前走三步;第四拍停住,两脚并拢;第五拍至第七拍向后退三步,第八拍停住,两脚并拢。

⑦ 划船运动

动作:幼儿身体转向一侧,双手握住同一根竹竿。第一拍至第二拍向前做划船动作,第三拍至第四拍向后做划船动作。第五拍至第八拍做相同动作,方向相反。

⑧ 跳跃运动

动作：第一拍至第二拍，幼儿两手握竹竿，双脚离地跳跃两下。第三拍成人顺势把竹竿抬起、放下。第四拍原地休息。第五拍至第八拍动作同前。

2. 防止牵拉婴幼儿手臂用力过猛造成脱臼

婴幼儿的关节不牢固，如果牵拉时用力过猛，可能引起脱臼。4 岁以下孩子中常见牵拉肘，即小儿桡骨小头半脱位。发生牵拉肘是因为孩子手臂伸直时，被成人牵拉的力度过大（如图 2-3-14），以至于桡骨头脱离肘关节，最后引起肘脱臼。因此，帮婴幼儿穿脱衣服，牵着婴幼儿走路，上下台阶，做游戏等需要牵拉手臂时，成人一定要小心谨慎。

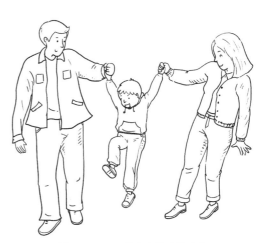

图 2-3-14　易发牵拉肘的动作

3. 防止负荷过重

避免让婴幼儿盲目拎提重物，以防因负荷过重而造成关节脱臼。

4. 预防外伤引起的脱臼与关节病变

引发婴幼儿肩关节脱臼最多的原因是，婴幼儿朝前方摔倒时手掌或肘部撑地。因此，提醒孩子走路、活动时要小心。婴幼儿时期，有些外伤还可能引起关节病变，从而致残。关节附近一旦发生外伤，一定要检查生长板的损伤情况，生长板是婴幼儿骨骼最薄弱的结构，非常容易受伤，严重的生长板损伤会引发生长板提前闭合，以致生长受限。

此外，关节保暖也很重要，膝关节、踝关节要格外注意不要受凉。不仅是冬季要注意防护，夏季保暖也不容忽视，大汗淋漓时直接吹冷风，很容易使关节致病。

四、婴幼儿肌肉(骨骼肌)生长发育特点与家庭教育指导

(一) 婴幼儿肌肉生长发育特点

1. 婴幼儿肌肉易疲劳，也易恢复

婴幼儿肌肉处在生长发育过程中，肌肉柔嫩，肌纤维较细，肌腱宽又短；年龄越小肌肉中水分相对越多，蛋白质、脂肪、无机盐较少。因此，婴幼儿肌肉力量性差，易疲劳。由于婴幼儿新陈代谢旺盛，氧气供应充足，疲劳后恢复较快。

2. 婴幼儿肌肉群发育不平衡

婴幼儿大肌肉群发育早，小肌肉群发育晚。肌肉的活动是由中枢神经系统传来的兴奋

45

所引起的,控制四肢大肌肉群的神经中枢发育早,所以婴儿3～4个月就能学会翻身,7～8个月就能匍匐爬行,10个月以后就能扶站扶走,1岁左右逐渐能独立行走,3岁以后四肢活动更加协调。而婴幼儿腕部、手指的小肌肉群发育却较晚,很多孩子3岁还不能很好地握笔、用筷子,一般要到五六岁才能做到动作比较协调。

(二)婴幼儿肌肉生长发育的家庭教育指导

1. 预防肌肉疲劳

婴幼儿从事各种活动,保持同一动作或同一姿势,均容易感到疲劳。因此,活动安排要注意动静交替,使肌肉群得以轮换休息。正确的坐、立、行走及睡眠姿势,也能有效预防肌肉疲劳。

2. 促进肌肉群的发育

可以通过体育锻炼、体育游戏(走、跑、跳、钻、爬、体操等)来锻炼婴幼儿的大肌肉群。通过涂鸦、撕纸、折纸、捏、拼、插、搭、串珠、剪等手工活动,进餐、扣扣子、系鞋带、拉拉链、穿鞋

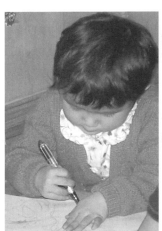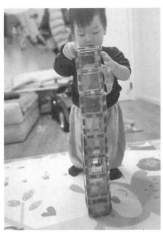
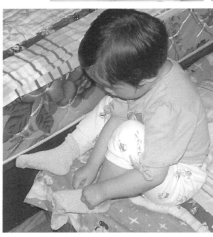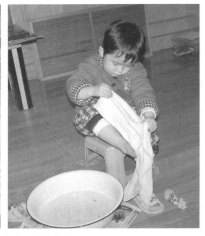

图2-3-15 鼓励婴幼儿自由探索

袜、整理衣物与玩具等日常生活活动,可以促进婴幼儿精细动作的发展。因此,应提供纸、蜡笔、水彩笔、马克笔、橡皮泥、拼图、积木、成串的珠子、嵌套玩具、安全剪刀、纽扣和拉链板、玩偶和玩偶衣服等材料,创设适宜的环境,鼓励婴幼儿自由探索(如图2-3-15)。

(1)学撕纸(6月龄左右)

目的:锻炼婴儿手部肌肉。

前提:婴儿拇指与其他四指能配合抓住纸。

方法:准备一些不同形状的纸,婴儿坐于成人腿上,成人先撕纸给他听和看;再让婴儿抓住纸的一边,成人抓住纸的另一边撕开,引起婴儿兴趣后,让他自己模仿着撕纸。

(2)学吃饭(7～9月龄以上)

目的:锻炼婴儿手部肌肉,提高手眼协调能力,增强对食物的兴趣。

前提:婴儿能抓握物体,表现出对食物的兴趣。

方法:给婴儿喂饭时,他可能会夺勺子,这便是学吃饭的契机,可以开始准备长条状的食物,让他抓着吃。1岁以后,鼓励幼儿学着自己拿叉、拿勺吃饭(如图2-3-16)。开始时,幼儿分不清勺子的凹凸面,而且会撒落很多食物,可以让幼儿拿一把勺学着吃,成人用另一把勺喂食。1岁半左右,幼儿基本能持勺吃,但会撒落食物,3岁左右才能自己独立进食且较少撒落食物。可以让婴幼儿左右手都持勺,两手并用,有助于左右大脑的发育。

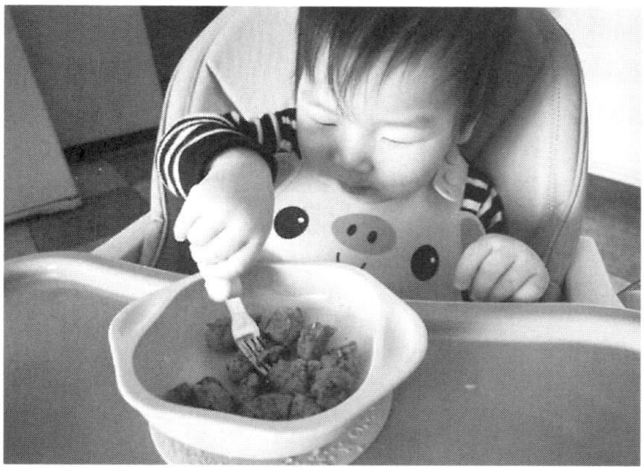

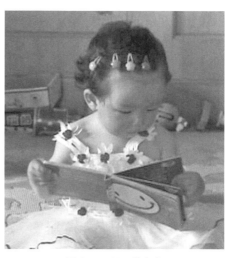

图2-3-16　学吃饭

(3)学翻书(12月龄以上)

目的:发展幼儿手部的精细动作,培养对图书的兴趣。

前提:幼儿食指、拇指能熟练配合。

玩法:拿一本适合的图书,打开一页,引起幼儿的兴趣,然后把书合上,说:"×××藏起来了,我们把它找出来吧。"一页一页翻书示范给幼儿看,一旦翻到刚才的页面,立刻显出兴奋的样子,说:"找到了。"再把书合上,请幼儿模仿着打开书,找出相应页面(如图2-3-17)。开始时幼儿只会打开书、合上书,从一翻

图2-3-17　学翻书

翻几页到逐渐学会一页一页地翻书。

(4) 装小球(13～15月龄以上)

目的：锻炼幼儿手的灵活性。

前提：幼儿手指能对捏抓住球。

方法：准备一个盒子,盒盖上挖一个洞,洞的大小视球的大小而定。另备一些小球(也可用纸团代替)。鼓励幼儿用手捏起小球,从洞口放入盒内。

(5) 涂一涂(16～18月龄以上)

目的：发展幼儿手部的精细动作和颜色感知能力。

前提：幼儿捏笔较稳,已经认识一两种颜色。

方法：准备一张画有花草的图画,图案要大,简单明了,请幼儿手拿小刷子或粗笔为花草涂上相应的颜色(如图2-3-18)。

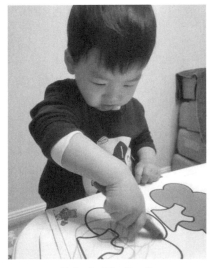 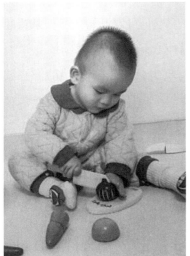

图2-3-18　涂一涂　　　　　　　　图2-3-19　切一切

(6) 切一切(18～20月龄以上)

目的：发展幼儿手部的精细动作,提高双手配合能力与手眼协调能力。

前提：幼儿能手持玩具刀。

方法：准备"蔬菜水果切切乐"玩具一套(砧板、菜刀、蔬菜和水果若干),请幼儿一手持刀,一手扶住蔬果切开(如图2-3-19)。

(7) 串一串(20～24月龄以上)

目的：锻炼幼儿手指小肌肉,增强手指灵活性以及双手配合能力。

前提：幼儿能穿珠后把线头拉出来。

方法：准备现成的串珠玩具一套(或是算盘珠子、大的纽扣和一根两端较硬的绳子,如鞋带),让幼儿把珠子或纽扣串起来(如图 2-3-20)。珠孔的大小,绳子的粗细,要依据幼儿手的灵活性而有所调整,开始时珠子和珠孔可以大一些,珠子直径应在 2 厘米以上,珠孔在 5 毫米以上,不同年龄幼儿所用绳子和珠子应有区别。

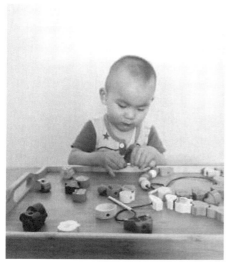

图 2-3-20　串一串

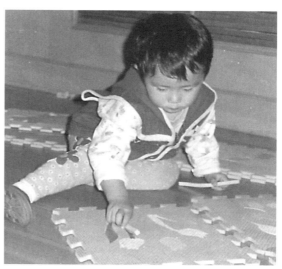

图 2-3-21　玩百变泡沫垫

(8)百变泡沫垫(24～28 月龄以上)

目的：通过拼接、叠高与抠放等发展幼儿手部及手指的精细动作,提高观察能力与手眼协调能力。

前提：幼儿的手指能抠出泡沫垫上的图案。

玩法：可以引导幼儿把一块一块泡沫垫拼接在一起,也可以把拼接在一起的泡沫垫拆成一块一块叠高。引导幼儿抠出泡沫垫的图案,再把图案一一放回去,开始时,可以抠一个放一个,随着熟练程度的提高,可以同时抠出几个图案,再一一放回去(如图 2-3-21)。

(9)剥一剥(28～30 月龄以上)

目的：发展幼儿的手指精细动作与力量,提高手眼协调和双手配合的能力。

前提：幼儿双手能拿捏鸡蛋。

玩法：准备熟鸡蛋,请幼儿双手或单手握住鸡蛋在桌子上轻轻磕几下,然后对准开口处,用手指剥去蛋壳。成人一定要看护好幼儿,千万不要让幼儿把蛋壳放进嘴里。

(10)剪一剪(30～36 月龄以上)

目的：锻炼幼儿手部肌肉,提高手眼协调能力。

前提：幼儿能使剪刀开合。

玩法：准备有各种图案的纸张，请幼儿用剪刀沿直线把纸上的图案剪下来。随着使用剪刀越来越熟练，可以鼓励幼儿练习沿着图案轮廓剪，必要时成人可以示范。

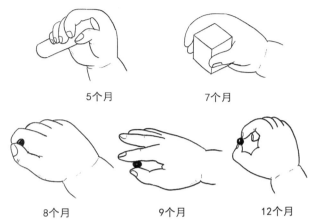

图 2-3-22 婴儿手部精细动作发展顺序示意图

总之，要促进婴幼儿骨骼、关节、肌肉的发育，在日常养育中就要注意培养婴幼儿正确的卧、坐、立、行走姿势；供给充足的营养；确保衣服和鞋子宽松、舒适、方便、安全；合理开展户外活动，多晒太阳；通过各种活动发展婴幼儿的多种动作技能。婴儿手部精细动作发展顺序见图 2-3-22，婴幼儿手部动作与身体运动技能发展顺序见表 2-3-5。

表 2-3-5 婴幼儿手部动作与身体运动技能发展顺序

年 龄	手部动作技能	身体运动技能
1～2 个月	手能半张开。	俯卧抬头。
3～4 个月	两手握在一起。 能抓住玩具，大拇指参与握物。	抱直后头转自如。 仰卧翻身。 俯卧抬胸，胳膊肘支撑。 可以扶坐。
5～6 个月	桡侧抓握玩具。 抱住奶瓶，送入口中。	能独自坐。
7～8 个月	拇指与其余四指配合抓捏玩具，并能从一只手移到另一只手。	匍匐、手膝爬行，扶着家具站立。
9～10 个月	用拇指、食指末节指腹捏物。	熟练地手膝爬行，自己站立，扶着走路。
11～12 个月	用拇指、食指指尖捏物。	自己走路。
13～15 个月	能打开和合上小盒子。 可将小的物品放入容器中，也可从中取出。 能用勺子取食。	能爬几级楼梯。 不用他人扶持，能从站姿变坐姿。 能爬上椅子。 走路能突然停下来，也能拐弯走。

年　龄	手部动作技能	身体运动技能
16～18 个月	能叠两三块积木。 能拉开小抽屉。 能翻书,同时掀起五六页。	走路能保持平衡,很少跌倒,小跑会摔倒。 能拿着玩具走路。 能抛掷小皮球。 能爬小梯子。
19～23 个月	可搭 4～6 层积木。 能翻书,同时掀起两三页。	扶着栏杆登台阶。 能抛掷较大的皮球。 跑步基本不摔跤。 能倒退着走。
2～2.5 岁	会揉玩面粉团。 能转动门的把手。 能一页一页地翻书。	能上下台阶,需要双脚站稳后再移动。 会自己踢球。 能用脚尖走路。
2.5～3 岁	能叠八块积木。 能用剪刀剪纸和布。 用铅笔、蜡笔作涂鸦式画画。	能用交替步上台阶,下台阶仍需要双脚站稳在同一级再移动。 两脚能轻轻地蹦跳。 能骑三轮车。
3～4 岁	用积木搭成门或隧道。 会脱鞋和把脚穿进鞋里。 会解开纽扣、脱衣服。 会用勺独立进食。 能用剪刀沿直线剪,边线基本吻合。 能模仿画"○"、画"□"。	能单脚站立。 能走一段低矮的平衡木。 能交替步下台阶。 能身体平稳地双脚连续向前跳。 能单脚连续向前跳 2 米左右。 能从 15～25 厘米的高处往下跳。 能快跑 15 米左右。 分散跑,能躲避。 能走 1 千米左右(中途可适当休息)。 能单手向前投掷沙包 2 米左右。 能双手抓杆悬空吊起 10 秒左右。 能双手向上抛球。
4～5 岁	能沿边线较直地画出简单图形或能边线基本对齐地折纸。 能沿轮廓线剪出由直线构成的简单图形,边线吻合。 能自己穿衣。 学习使用筷子吃饭。	能平稳地走一段低矮的平衡木。 能手足钻爬。 能助跑跨跳过一定宽度或高度。 能追逐、躲闪。 能双脚立定跳远。 能单脚连续向前跳 5 米左右。 能快跑 20 米左右。 能连续走 1.5 千米左右(中途可适当休息)。 能单手向前投掷沙包 4 米左右。 能双手抓杆悬空吊起 15 秒左右。 能连续自抛自接球。
5～6 岁	能根据需要画出图形,线条基本平滑。 能系鞋带。 能熟练地穿珠。 能熟练地用筷子独立进食。 能沿轮廓线剪出由曲线构成的简单图形,边线吻合且平滑。 能使用简单的工具。	能从 30 厘米的高处跳下来。 能短时间闭目单脚站立。 能在斜坡、荡桥和有一定距离的物体上较平稳地行走。 手脚并用安全地爬攀登架、攀登网等。 能躲避扔过来的沙包、滚过来的球。 能单脚连续向前跳 8 米左右。 能快跑 25 米左右。 能连续走 1.5 千米左右(中途可适当休息)。 能单手向前投掷沙包 5 米左右。 能双手抓杆悬空吊起 20 秒左右。 能连续拍球。 能连续跳绳。

第四节　婴幼儿循环系统

一、循环系统的组成与功能

人体的循环系统包括血液循环系统和淋巴系统。血液循环系统由血液、心脏、血管组成,血液循环在机体中起着运输各种物质(氧气、二氧化碳等)的作用。淋巴系统由淋巴管、淋巴结、脾、扁桃体等组成,淋巴系统能输送全身淋巴液入静脉,生成淋巴细胞,清除体内有害微生物,生成抗体等。

(一)血液循环系统

1. 血液

血液是液态的结缔组织,是红色黏稠的液体。血液由血浆和血细胞等有形成分组成。

血浆为淡黄色、透明的液体,约占血液容量的 55%。血浆中含有大量水分,含少量的蛋白质、无机盐等物质。血浆的主要功能是运输血细胞、养料和代谢产物;其中的纤维蛋白和钙有帮助伤口止血的作用。

血细胞由红细胞、白细胞、血小板等组成。红细胞的主要功能是输送氧气和二氧化碳。这一功能与红细胞中的血红蛋白有关。血红蛋白能与氧结合,把氧输送到组织中去,再与二氧化碳结合,把它输送到肺,以完成吐故纳新。成熟的红细胞呈两面凹圆饼形,这一形状可增加表面积,从而最大限度地适应携带氧气和二氧化碳的功能需求。

白细胞呈球形,能以变形运动穿过血管内壁到周围组织,对人体有防御和保护的重要功能,有"人体卫士"之称。白细胞有嗜酸性粒细胞、嗜碱性粒细胞、中性粒细胞、单核细胞和淋巴细胞五种,其中中性粒细胞和单核细胞具有吞噬作用,淋巴细胞的主要功能是参与免疫。

血小板无色、无核,形状不规则,能促使血液凝固,起止血作用。

2. 心脏

心脏是血液循环的动力,心脏大小约相当于个体自身的拳头,形状似桃,尖端朝下偏向左前方,叫心尖,底部朝上偏向右方,叫心底。心底有动脉和静脉出入。心脏有四个腔,左心房、左心室、右心房、右心室;两组瓣膜,房室瓣和动脉瓣。房室瓣指右心房和右心室之间的三尖瓣,以及左心房和左心室之间的二尖瓣。动脉瓣指右心室和肺动脉之间的肺动脉瓣,以及左心室和主动脉之间的主动脉瓣。瓣膜的作用是防止血液倒流。和心脏四个腔相连的主要血管有：主动脉(1 条)，肺动脉(1 条)，肺静脉(4 条)，上、下腔静脉(各 1 条)。

3. 血管与血压

血管是血液循环的通道，分为动脉、静脉和毛细血管。三种血管的特点与功能见表 2-4-1。

表 2-4-1　三种血管的特点与功能

血管名称	血 流 方 向	结 构 特 点	血流速度	作　　用
动脉	从心脏流向全身	管壁很厚，富有弹性，管内径较粗	快	把血液从心脏送往全身
静脉	从全身流向心脏	管壁较薄，弹性小，管内径粗	慢	把血液从身体各部位送回心脏
毛细血管	从最小的动脉流向最小的静脉	管壁极薄，管内径极小	极慢	物质、气体交换的场所

血液在血管内流动时对血管壁产生的侧压力称为血压。心脏收缩时，动脉血压所达到的最高值称为收缩压(即高压)；心脏舒张时，动脉血压所达到的最低值称为舒张压(即低压)。

4. 血液循环

血液循环由体循环和肺循环组成。体循环的过程指血液由左心室排出，进入主动脉到达全身各部毛细血管网，血管内流动的是富含丰富氧气与养料的动脉血，与组织细胞进行物质交换与气体交换，把氧气和养料留给组织细胞，把组织细胞的代谢产物及二氧化碳带走，此时毛细血管里流动的是含代谢产物和二氧化碳的静脉血，血液继续流向上下腔静脉，流入右心房的过程。肺循环的过程指血液由右心房进入右心室，进入肺动脉，到达肺部毛细血管网，与肺泡进行气体交换，血液从静脉血成为动脉血，继续进入肺静脉，流入左心房的过程(见图 2-4-1)。

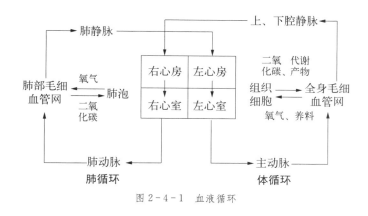

图 2-4-1　血液循环

(二) 淋巴系统

淋巴系统是循环系统的组成部分，由淋巴管和淋巴器官组成。淋巴管包括毛细淋巴管、淋巴管、淋巴干和淋巴导管；淋巴器官包括淋巴结、脾和扁桃体等。

1. 淋巴管

淋巴管是淋巴液流经的管道,主要作用是输送全身的淋巴液。

2. 淋巴结

在毛细淋巴管通向静脉的经路上,一些膨大部分叫淋巴结。淋巴结产生淋巴细胞、抗体,过滤淋巴液,扣留和清除微生物。淋巴结主要分布在颈部、腋窝、腹股沟等处。某处淋巴结肿大,往往与它所属区域或器官出现了一定的病变有关(见表2-4-2)。

表2-4-2　淋巴结肿大与感染部位的关系

肿大淋巴结群	感　染　部　位
颈部	鼻、咽、喉、口腔、腮腺、头及面部皮肤
耳后	头皮、后颈部
颌下	口腔、咽、牙周、中耳等
腋下	上肢、胸部(如乳房)
腹股沟	下肢、生殖器官、臀部
全身各处	麻疹、水痘、淋巴性白血病等传染病

3. 脾

脾是人体最大的淋巴器官,位于腹腔左上部,前面为肋骨遮盖,外形呈椭圆形。脾有免疫作用(能产生淋巴细胞和抗体)、滤血作用(血液流经脾时,巨噬细胞能吞噬进入血液的细菌、异物及衰老的红细胞和血小板等)、储血作用和造血功能(胚胎早期脾就能造血,婴幼儿时期出现中度以上贫血时,脾脏仍然可以恢复造血功能)。

4. 扁桃体

在口腔深部、舌根、咽部分布着腭扁桃体、舌扁桃体、咽扁桃体、咽鼓管扁桃体等,其中最大的一对是口腔上壁后部两侧的腭扁桃体(见图2-4-2)。扁桃体能产生淋巴细胞和抗体,具有防御机能。扁桃体本身也可能受病菌感染而发炎。

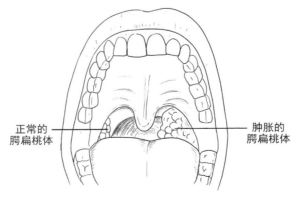

图2-4-2　腭扁桃体

5. 淋巴循环

淋巴循环指组织液与组织细胞进行物质交换后,大部分返回毛细血管汇入静脉,小部分进入毛细淋巴管成为淋巴液。淋巴液经毛细淋巴管汇入淋巴管,并途经一系列淋巴结滤过,然后流入较大的淋巴导管,最后汇入静脉。

二、婴幼儿血液的生长发育特点与家庭教育指导

(一)婴幼儿血液的生长发育特点

1. 婴幼儿年龄越小,血液量相对越多

婴幼儿年龄越小,血液量相对越多。同时,婴幼儿的血液量随年龄增长快速增加,新生儿血量一般为 300～400 毫升,1 岁时能达到 600 毫升左右。

2. 婴幼儿年龄越小,出血时凝固越慢

婴幼儿血液中的血浆含水分较多,含凝血物质(纤维蛋白和无机盐)较少。因此,婴幼儿出血时血液凝固所需时间较长,新生儿需 8～10 分钟,幼儿需 4～6 分钟,成人需 3～4 分钟。

3. 婴幼儿血液中红细胞的数目和血红蛋白量不稳定

新生儿每立方毫米血液中红细胞约 600 万个以上,每 100 毫升血液中血红蛋白为 15～22 克。婴儿出生后一周内血红蛋白逐渐下降,2～3 个月时每 100 毫升血液中血红蛋白的含量为 10～11 克,之后红细胞和血红蛋白又逐渐增加,整个婴幼儿时期,每立方毫米血液中红细胞维持在 440 万～510 万个,每 100 毫升血液中血红蛋白约为 13.4～14.1 克。婴幼儿血液中的血红蛋白具有高度的吸氧性,有利于新陈代谢和生长发育。

4. 婴幼儿血液中中性粒细胞较少,易感染疾病

新生儿每立方毫米血液中白细胞数目可达 20 000 个,婴幼儿阶段逐渐下降到每立方毫米 8 000～11 000 个(成人每立方毫米 4 000～10 000 个)。中性粒细胞与淋巴细胞的比例不断发生变化:出生时中性粒细胞占优势;4～6 天后二者几乎相同;直到 4 岁均是淋巴细胞占优势;4～6 岁时二者又相同;6 岁以后,中性粒细胞继续增多,逐渐达到成人水平。可见,3 岁之前,人体的淋巴细胞所占比例大,中性粒细胞所占比例小,因而白细胞的吞噬作用弱,整个婴幼儿阶段,个体的抗病能力较弱,易感染疾病。

(二)婴幼儿血液生长发育的家庭教育指导

1. 保证营养,预防贫血

婴幼儿容易出现缺铁性贫血和巨幼红细胞性贫血。饮食中要保证足够的蛋白质、铁(造血所需原料)、叶酸、维生素 B_{12}(红细胞成熟所需原料)等营养素。要注意膳食均衡,养成良

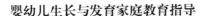

好的饮食习惯,多吃瘦肉、牛奶、鸡蛋、芹菜、花椰菜等。

2. 慎用氯霉素等药物,以免抑制骨髓造血功能

氯霉素既抑制骨髓生长发育,又影响造血细胞生成,一定慎用。

3. 加强安全教育,采取安全举措,减少外伤

婴幼儿年龄越小,出血时血液凝固所需的时间越长,一旦外伤出血,可能会造成失血较多;失血超过血液总量的三分之一时,就有生命危险。因此日常应加强安全教育,采取必要的防护措施。

4. 衣物宽松,促进血液循环

衣物过紧,不仅会令婴幼儿感觉不舒服,还会造成血液循环不畅。因此,婴幼儿的衣物要宽松舒适,大小适宜。

5. 做好疾病预防

婴幼儿的中性粒细胞少,免疫能力弱,容易感染疾病。成人应从各方面做好疾病预防工作。

(1)健康饮食

6个月前坚持母乳喂养,6个月后及时、科学地添加辅食,2岁以后逐渐从以奶为主过渡到平衡膳食。尽量不要给婴幼儿喝饮料,饮水应以白开水为主。尽量避免给婴幼儿食用腌制和烧烤食品,多吃新鲜的蔬菜水果,食用前反复清洗,尽量减少各种农药残留。

(2)避免接触化学物质,远离辐射

甲醛、油漆、苯、二甲苯等有毒化学物质都容易引发婴幼儿白血病,房屋装修后要加强通风,孕妇和婴幼儿不可太早入住,最好经过专业检测后再入住。不要给婴幼儿染发,以防染发剂对婴幼儿造成伤害。辐射也会大大提高患白血病的概率,因此日常住所应远离电磁场和高压电线。

(3)加强锻炼

坚持锻炼,不仅可以促进骨骼、肌肉、关节和韧带等的发育,而且可以增强人体各器官的功能,提高免疫力,减少各种疾病的发生。

(4)做好卫生与预防接种

婴幼儿的餐具应单独使用,每餐清洗,定期消毒,成人不要用嘴尝婴幼儿食物后再喂食。大人如果感冒了,要先戴口罩,再喂哺婴幼儿。大人有肠道感染时,必须反复用肥皂和流动水洗净双手,再接触婴幼儿,最好换人喂饭。培养婴幼儿养成饭前便后洗手的良好卫生习惯。婴幼儿的玩具应每周清洁、消毒一次。不要带婴幼儿去封闭的公共场合(商场、超市等),尤其不要带婴幼儿去医院看望病人,以减少各种感染的机会。同时做好预防接种工作,有效预防多种传染病的发生。

三、婴幼儿心脏的生长发育特点与家庭教育指导

（一）婴幼儿心脏的生长发育特点

1. 婴幼儿的心脏相对比成人大

婴幼儿的心脏相对比成人大。新生儿心脏重量为 20～25 克，婴幼儿心脏呈持续性和跳跃性增长，心脏发育有两次较快阶段，即 2.5 岁以前和青春期性成熟时。个体出生 6 周内心脏增长很少，1 岁时心脏重量为出生时的 2 倍，5 岁时是出生时的 4 倍，9 岁时是出生时的 6 倍，青春期后基本接近成人。新生儿心脏的容积仅 20～22 毫升，2.5 岁时增大至约 60 毫升，7 岁为 100～120 毫升，之后增长相对缓慢，至青春期又迅速增长。

2. 婴幼儿心房和心室的发育速度不均等

个体出生时，左右心室壁厚度一样，由于左心室负荷大于右心室，所以左心室壁比右心室壁发育速度更快，成人后左心室壁肌厚，右心室壁肌薄。

3. 婴幼儿年龄越小，心率越快

心脏的舒张和收缩活动称为心搏（心跳），每分钟心搏的次数称为心率。心室每收缩一次射出的血量称为每搏输出量。每分钟射出的血量，称为每分输出量（心输出量）。

婴幼儿心肌纤维较弱，弹力纤维少，心壁薄，收缩力差，心输出量少，但又正处在生长发育时期，新陈代谢旺盛，对氧气和养料的需求多，只有靠加快心率来满足需要。

婴幼儿时期，调节心脏的交感神经占优势，副交感神经发育不完善，对心脏收缩的频率和强度的抑制作用较弱，这也是婴幼儿心率快的原因。不同年龄人群的平均心率见表 2-4-3。

表 2-4-3　不同年龄人群的平均心率

年　龄	新生儿	1 岁以内	1～2 岁	3～4 岁	5～6 岁	7～8 岁	成人
心率（次/分钟）	140	120	110	105	95	85	72

（二）婴幼儿心脏生长发育的家庭教育指导

1. 开展适当的体育锻炼，提高心肌工作能力

适当的体育锻炼可以使心肌强壮，提高心肌工作能力，预防心血管疾病。科学安排锻炼的时间、强度、频率与内容很重要。

婴幼儿常见的锻炼内容有爬、走、跑、骑车、踢球、做操、跳舞、游泳、溜冰等。锻炼时，婴幼儿的心率和呼吸加快的持续时间因人而异，一般为 15 分钟左右，以伴有微微出汗、面色红润的强度较为适宜，不宜过分疲劳。每周锻炼 3～5 次。

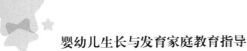

锻炼需要循序渐进,量力而行,持之以恒。同时注意,锻炼后不宜马上喝大量的水。因为喝水后水被吸收入血管,会增加循环血量,加重心脏的负担。

2. 保持情绪愉快,避免长时间精神紧张

心脏受交感神经和副交感神经支配,情绪紧张、生气和愤怒时,交感神经兴奋,会使心跳加快。因此,应避免过度紧张和情绪激动。

3. 一日活动应动静交替,劳逸结合

日常活动应该张弛有度,安静时血量需求比活动时少,可以减轻心脏的负担。因此,要帮助婴幼儿从小建立良好的生活方式和生活规律,保证充足的睡眠,注意劳逸结合。

4. 发烧时卧床休息,减轻心脏负担

患病发烧时,会影响心脏功能,体温每升高 1 摄氏度,每分钟脉搏会增快十几次。因此,婴幼儿发烧时要注意休息,以减轻心脏负担。

发烧是多种疾病的一般症状,常见的呼吸道感染、肠道感染等均会引起发烧。呼吸道和肠道的感染给病菌进入身体造成可乘之机。如果婴幼儿在出现发烧、鼻塞、流涕等感冒症状的同时,伴有面色苍白、呼吸急促、呼吸困难、口唇发绀等心脏功能受累的症状,一定要警惕是否是病毒性心肌炎,必须及时就医,请医生作出诊断和处理。

对于急性心肌炎患儿来说,充足的休息是非常重要的,患儿要尽量卧床,以减轻心脏的负担。同时饮食注意蛋白质和维生素的含量要高;辛辣的刺激食物要少吃。恢复期内要结合适当的体育锻炼,如慢跑、散步等,切忌剧烈运动。

5. 加强早期对心脏的保护

首先要做好先天性心脏病的预防。孕前的遗传咨询,夫妻身体的调理,孕早期预防宫内感染,预防早产,可以尽可能减少不良遗传因素的影响。个体出生后还要重视先天性心脏病的筛查,做到早发现、早治疗。

此外,注意营养,养成良好的饮食习惯,少食高糖、高脂、高胆固醇、多奶油的食物,预防肥胖等,都有益于心脏的健康发育。

四、婴幼儿血管的生长发育和血压的特点与家庭教育指导

(一) 婴幼儿血管的生长发育和血压的特点

1. 婴幼儿血管供血充足

婴幼儿毛细血管网密,血管口径相对较成人粗大,血流量大。婴幼儿血管比成人短,血液在体内循环一周所需时间短。婴幼儿的供血充足,有利于新陈代谢,促进生长发育。

2. 婴幼儿年龄越小,血压越低

婴幼儿血管的内径相对较成人粗,动脉、静脉的内径相差不多。婴幼儿动脉不仅管腔相对较粗,而且管壁薄而柔软;加之婴幼儿心脏收缩力弱,心输出量少,所以血压低。幼儿血压一般为收缩压86~98毫米汞柱,舒张压58~63毫米汞柱。2岁以后幼儿的血压可以通过公式推算,收缩压等于年龄乘以2加80毫米汞柱,舒张压等于收缩压的2/3。

(二)婴幼儿血管生长发育的家庭教育指导

预防动脉硬化,预防高血压,要从婴幼儿做起。为了预防成年后动脉硬化,应从婴幼儿时期就重视超重与肥胖问题,以便将隐患消除在萌芽状态。婴幼儿应从小合理膳食,科学运动,养成良好的生活方式。

1. 注意膳食合理

个体出生后6个月内坚持纯母乳喂养,母乳喂养可以坚持到2岁;6月龄后,应科学添加辅食。母乳喂养可以大大降低婴幼儿远期的肥胖风险。2岁以后做到膳食平衡,避免高脂肪、高胆固醇、高热量食物的摄入,控制食盐的摄入(1岁之前不添加食盐,1~2岁每天摄入食盐0~1.5克,2~3岁每天摄入食盐少于2克,4~5岁每天摄入食盐少于3克;味精、酱油尽量不用),多吃含钾、含钙高的食物,钾和钙能促进钠的排出,减轻钠升高血压的作用,预防高血压。

2. 科学开展运动

(1)提高婴幼儿的运动兴趣

可以通过丰富的亲子游戏和同伴游戏,来引发和增进婴幼儿的运动兴趣。

(2)运动强度不宜过大

以骑车、慢跑等不太剧烈的有氧运动为宜。

(3)循序渐进,贵在坚持

运动时间、运动强度要遵循循序渐进的原则,让运动成为婴幼儿日常生活的习惯,贵在坚持。

3. 养成良好的生活方式和进食习惯

合理安排婴幼儿一日生活,养成按时作息的好习惯。三餐三点(两点)要规律。平时要注意引导婴幼儿细嚼慢咽,合理食用零食,不偏食不挑食,不喝碳酸饮料等。

五、婴幼儿淋巴系统生长发育特点与家庭教育指导

(一)婴幼儿淋巴系统生长发育的特点

婴幼儿淋巴系统发育较快,4~10岁时为发育高峰,淋巴结防御和保护机能比较显著,表现为婴幼儿经常有淋巴结肿大的现象。

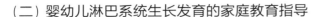

（二）婴幼儿淋巴系统生长发育的家庭教育指导

1. 重视淋巴结肿大现象

淋巴结是人体抵抗疾病的重要器官。如果有细菌或病毒侵入人体,它就会增大,消灭入侵的细菌或病毒,同时产生抗体,增强人体的免疫力。在一般情况下,婴幼儿的淋巴结肿大多属正常现象,但要经常注意婴幼儿耳前、耳后、颌下、颈侧、腋下、腹股沟等处的淋巴结,以便及早发现异常,及时就医。

如果触摸到的淋巴结的大小直径小于1厘米(不超过黄豆、花生米的大小),摸上去光滑,婴幼儿也无疼痛感,没有任何不适症状,一般不用太担心,继续留意观察即可。

如果淋巴结直径超过1厘米,甚至2厘米以上,则需要重点关注。

如果淋巴结固定在某个位置上(不能移动),并伴有不适或淋巴结突然肿大、红肿和疼痛,可能是感染引起了淋巴结炎,需要及时就医。如果淋巴结肿大越来越严重,数目越来越多,没有压痛感,摸起来比较硬,移动性差,需要进一步检查,排除淋巴瘤、白血病等恶性疾病。

2. 扁桃体切除要慎重

扁桃体是人体重要的免疫器官,是人体天然屏障,是防御上呼吸道感染的第一道门户。扁桃体不仅能产生淋巴细胞,还能参与制造抗体。特别是在婴幼儿时期,扁桃体的作用尤其重要。假如因婴幼儿扁桃体天生肥大或反复发炎等原因把它切除,就等于去掉了一道防护屏障,病菌来袭,长驱直入,极易引发呼吸道疾病。因此,婴幼儿切除扁桃体要慎重,应该以日常防护为主,防患于未然,减少扁桃体发炎的机会。

首先,积极控制、治疗过敏性鼻炎、鼻窦炎等原发病,避免婴幼儿接触过敏原、二手烟,加强口腔、鼻腔的健康护理(如用淡盐水漱口,海盐水冲洗鼻腔等)。其次,重视均衡饮食,少食甜的、油腻的食物。第三,通过科学锻炼,增强体质,及时增减衣物,保证充足的睡眠,以预防感冒的发生。

如果扁桃体发炎频率达到每年3~5次以上,曾经并发扁桃体周围脓肿,或因化脓性急性扁桃体炎而影响其他器官健康,造成肾炎、心肌炎、风湿热、风湿性关节炎等,或因扁桃体过度肥大造成部分呼吸道堵塞的,专业医生会权衡利弊考虑是否切除扁桃体。

第五节　婴幼儿呼吸系统

一、呼吸系统的组成与功能

呼吸指人体不断地从外界吸进氧气并排出体内二氧化碳的过程。呼吸系统主要由呼吸道和肺组成。鼻腔、咽、喉被称为上呼吸道,气管、支气管被称为下呼吸道。呼吸道是气体的通道,肺是气体交换的场所。

(一)呼吸器官

1. 鼻

鼻是呼吸道的起始器官,又是嗅觉器官。鼻腔内的鼻毛、鼻黏膜可以阻挡灰尘、细菌的侵入,可以湿润、温暖空气,被誉为保护肺的第一道屏障。

2. 咽

咽是一条漏斗形肌性管道。自上而下分为鼻咽部、口咽部、喉咽部三部分。在鼻咽部后侧上方有两个通向鼓室的咽鼓管(耳咽管)。咽的下端与喉和食管相通,因此,咽身兼二职,既是呼吸器官,又是消化器官,是气体和食物的共同通道。

3. 喉

喉是呼吸道最狭窄的部位,既是气体的通道又是发音器官。喉由甲状软骨、环状软骨、会厌软骨和杓状软骨构成支架,内衬黏膜,外覆喉肌而成。甲状软骨最大,在喉的前上方,其前方最突出的部分是喉结。环状软骨位于甲状软骨的下方,形如指环,构成喉的底座。会厌软骨呈树叶状,上宽下窄,位于甲状软骨的后上方,表面覆以黏膜构成会厌。吞咽时会厌软骨覆盖喉口,防止食物误入喉腔。杓状软骨左右各一,呈三棱锥形,位于环状软骨后部的上方。

喉肌是细小的骨骼肌,附于喉软骨上。喉肌舒缩使声襞紧张或松弛,致使声门裂开或缩小,从而调节音调的高低和声音的强弱;喉肌的舒缩使喉口开放或关闭,以协调吞咽和呼吸。

4. 气管、支气管

气管与主支气管为连接喉与肺之间的后壁略平的圆形管道。气管管壁里覆盖着有纤毛的黏膜,黏膜能分泌黏液,再次阻挡、粘住来自空气的灰尘和细菌,同时借助纤毛运动运至喉口,经咳嗽把黏液(痰)排出体外。因此,气管和支气管被誉为保护肺的第二道屏障。

5. 肺

肺是气体交换的器官,位于胸腔内,左右各一,左肺分上下两叶,右肺分上中下三叶,呈半圆锥形。肺的内侧面中央为肺门,是肺的血管、支气管、淋巴管和神经的出入处。肺的表面光滑,质软而轻,富有弹性,呈海绵状。

肺的实质由肺内支气管的各级分支(即肺内的小支气管或称支气管树)、肺泡和肺间质组成。肺内支气管愈分愈细,最后形成肺泡管,有很多肺泡。肺泡是多面形有开口的囊泡,壁很薄,仅由一层上皮细胞构成,肺泡数量很多,外面缠有丰富的毛细血管网、弹性纤维等,毛细血管网与肺泡上皮紧贴在一起,有利于气体交换。

气体交换包括肺换气和组织换气。肺换气指肺泡和血液之间氧气和二氧化碳的交换。组织换气是血液和组织之间氧气和二氧化碳的交换。气体交换的方式是扩散。安静时,肺泡与静脉血及动脉血与组织细胞之间都存在着分压差,这些分压差就是氧气和二氧化碳扩散的动力。气体从分压高处向低处扩散(见图2-5-1)。

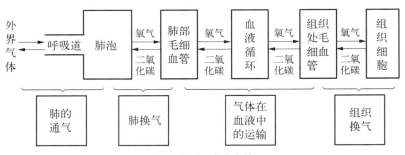

图2-5-1　气体交换

组织换气:血液从左心室经主动脉流经全身各组织细胞毛细血管处,此时的血液里氧气含量丰富,为动脉血。由于组织细胞在新陈代谢中不断消耗氧气和产生二氧化碳,因此组织中的氧气分压总是低于动脉血中的氧气分压,而组织中的二氧化碳分压总是高于动脉血中的二氧化碳分压,故当动脉血流经组织细胞时,氧气由动脉血扩散到组织细胞,而二氧化碳则由组织细胞扩散入动脉血。经过组织换气,动脉血变成静脉血。

肺换气:当静脉血流经肺部毛细血管时,由于肺泡内不断有氧气吸入,所以氧气分压高于静脉血中的氧气分压,故氧气顺分压差由肺泡扩散至静脉血中;而肺泡内二氧化碳分压低于静脉血中的二氧化碳分压,因此二氧化碳顺分压差由静脉血扩散到肺泡,经呼气排出体外。通过肺换气,静脉血变成动脉血,经肺静脉流入左心房,进入左心室……如此循环往复。

(二)呼吸运动

外界气体和肺泡内气体的交换是通过呼吸运动实现的。肺组织没有肌纤维,不能作主动运动。肺的呼吸运动全靠胸廓的扩大和缩小带动肺的舒张与收缩,而胸廓的扩大和缩小又是借助于肋间肌和膈肌的收缩和舒张实现的。胸廓有节律的扩大和缩小称呼吸运动。呼吸运动包括吸气和呼气两个过程。

呼吸运动在中枢神经调节下有节奏地进行。体内二氧化碳增多时,刺激呼吸中枢使呼吸变深变快,以增加二氧化碳的排出。当二氧化碳减低到一定量时,呼吸就恢复常态。延髓控制呼吸的吸气中枢和呼气中枢,吸气和呼气中枢相互制约,以保证呼吸有节奏地交替进行。此外,呼吸在大脑皮层的控制下,可以随意吸气和呼气。

正常人平静呼吸时,每次吸入或呼出的气体量叫潮气量。尽力吸气后再尽力呼气所能呼出的气体量叫肺活量。每分钟进或出肺泡的有效通气量叫肺泡通气量。深慢呼吸比浅快呼吸的肺泡通气量要大。

二、婴幼儿呼吸系统生长发育特点与家庭教育指导

(一)婴幼儿呼吸器官生长发育特点

1. 鼻

婴幼儿鼻子短小,鼻腔狭窄,易阻塞;黏膜柔嫩,血管丰富,缺少鼻毛,过滤空气能力差,易患呼吸道疾病。婴幼儿鼻泪管短,患上呼吸道感染时,易患泪囊炎、结膜炎。

2. 咽

婴幼儿咽部狭小且垂直。婴幼儿的咽鼓管较宽、较短,近水平位,上呼吸道感染时,易并发中耳炎。婴幼儿咽部淋巴组织在 6 个月时开始发育,具有防止病原体侵入和免疫的作用。

3. 喉

婴幼儿的喉腔狭窄,黏膜柔嫩,富有血管和淋巴组织,当有炎症时易引起喉头狭窄。

由于婴幼儿神经系统功能发育不完善,喉部的保护性反射功能较差,吞咽时,会厌软骨往往来不及盖住喉口,因而容易发生气管异物。

婴幼儿喉腔中的声带短而薄,声门短而窄,所以声调高而尖。由于声带的弹性纤维及喉部肌肉发育不完善,声门肌肉容易疲劳,当高声叫喊或有炎症时,声带容易充血、水肿、变厚,从而出现声音嘶哑。

4. 气管、支气管

婴幼儿气管、支气管管腔狭窄,管壁和软骨柔软;管腔内黏膜上有丰富的血管,黏液分泌少,腔内较干燥,黏膜上的纤毛运动能力差,再加上婴幼儿咳痰能力较差,一旦感染就易肿胀,还易诱发肺炎,甚至呼吸困难。

婴幼儿左支气管细长而倾斜,右支气管粗短而垂直,因此,支气管异物右侧较为多见。

5. 肺

婴幼儿肺的容量较小,肺泡小,数量少,气体交换面积小,换气功能不如成人。肺部发育未完善,间质较多,整个肺组织血管丰富,含血量多而含气量少,有炎症时稍有黏液就会引起肺淤血、肺不张等危急情况。

（二）婴幼儿呼吸运动的特点

婴幼儿年龄越小,呼吸频率越快;呼吸往往深浅不一,不均匀,节律性差。

1. 呼吸频率快

婴幼儿呼吸频率快,主要原因在于婴幼儿胸廓窄小,呼吸肌力量较弱,因而呼吸动作表浅,每次呼吸量少(潮气量、肺活量都少),换气功能不如成人。但婴幼儿新陈代谢快,对氧气的需求量大,只能靠增加每分钟呼吸的次数来加大肺通气量,以补偿呼吸量的不足,供婴幼儿生长发育的需要。一般新生儿呼吸频率为 40～44 次/分钟;1 岁时约 30 次/分钟;1～3 岁时约 24 次/分钟;4～7 岁时约 22 次/分钟。

2. 呼吸深浅不一,不均匀,节律性较差

婴幼儿呼吸深浅不一,不均匀,节律性差,主要原因是支配呼吸运动的中枢神经发育不完善。因此,生活中经常能发现婴幼儿会长长地出一口气。10 岁左右,呼吸节律才较稳定。

（三）婴幼儿呼吸系统生长发育的家庭教育指导

1. 从小预防不良习惯

（1）不用嘴呼吸,充分发挥鼻腔的屏障作用

尤其要关注婴幼儿睡觉时的呼吸方式,如果发现婴幼儿睡眠中经常张嘴呼吸,需要及时到专业的耳鼻喉科诊治。长期张嘴呼吸不仅容易引发呼吸道疾病,还会影响到面容,甚至可能因长期鼻子不通气造成大脑缺氧,生长激素分泌紊乱,抵抗力下降,影响婴幼儿身高发育,以及智力的正常发育。

婴幼儿睡眠时总是张嘴呼吸可能是感冒、过敏、鼻腔分泌物堵塞、舌头过大、肥胖、鼻中隔偏曲、扁桃体肥大、腺样体肥大等造成的。如果排除了疾病的因素,只需要求婴幼儿养成睡觉时闭上嘴的习惯就可以了。

（2）不用手抠鼻子

避免婴幼儿随意用手抠鼻子,防止出血及感染。

（3）不蒙头睡觉,不趴着睡觉

睡觉时不蒙头,不趴着,以保持空气流通,呼吸通畅。

（4）不面对着他人咳嗽、打喷嚏

咳嗽、打喷嚏时要养成用手绢掩住口鼻或用肘部遮挡的习惯。

（5）不把塑料袋套在头上

日常生活中注意不要让婴幼儿玩塑料袋,以防套在头上导致窒息。

2. 保持室内空气新鲜

通风换气是保持室内空气新鲜的主要方法。流通的空气不仅富含氧气,而且减少了空气中病菌的密度,从而减轻鼻腔、气管和支气管的屏障负担,减少患呼吸道疾病的概率。室内外温差越大,通风时间越短。冬季至少每半日通风1次,每次至少10～15分钟,保持室内温度不低于14摄氏度。如果发生雾霾,无法进行自然通风,可以通过空气净化器、新风系统等来实现空气的清洁。

3. 坚持体育锻炼和户外活动

体育锻炼可以加强呼吸肌的力量,扩大胸廓活动范围,使参加呼吸的肺泡增多,增加肺活量。组织锻炼时,应注意引导婴幼儿配合动作,自然而正确地加深呼吸,使肺部充分吸进氧气,排出二氧化碳。户外活动可以增强呼吸器官的适应能力,降低呼吸道疾病的发病率。

4. 严防异物进入呼吸道

给婴幼儿选择玩具要适当,年龄越小越不宜玩拆成小块的玩具以及扣子、硬币、玻璃球等。练习捡豆子、捏米粒等精细动作时,成人一定要仔细看管,以防异物入体。婴幼儿进食时应保持安静,不要在婴幼儿哭笑吵闹时让他进食,以防食物误入呼吸道。

气管异物一经发生,1岁以上的幼儿应立刻采取"海姆立克急救法"实施急救。操作方法如下(见图2-5-2):

- 施救者站在患儿背后,双臂环绕患儿腰部。
- 将一手握空心拳,并将拇指侧(拳眼侧)顶住患儿腹部正中线肚脐上方。
- 另一只手紧握此拳,有节奏地快速向上、向内冲击,连续5次。这样可使肺内产生一股气流,有可能将异物冲到口腔里。

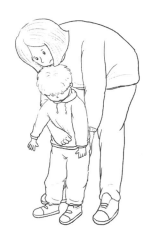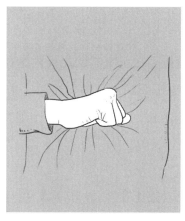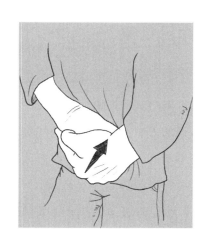

图2-5-2 海姆立克急救法

● 检查异物是否排到口腔里，若有，及时让患儿侧头，用手掏出；若无，可继续重复以上操作。

1岁以下婴儿气道梗阻，应采用背部拍击和胸部冲击相结合的急救方式。操作方法如下：

背部拍击：施救者让患儿趴在一侧前臂上，同时用手掌将患儿下颌固定，使头轻度后仰，打开气道，保持头低臀高。用一只手掌根在患儿两肩胛间向前、向下叩击5次（见图2-5-3）。如果异物冲到口腔，将患儿侧卧，迅速用小手指沿着口腔低的一侧将异物从口腔中取出。如果没有异物吐出，再次进行胸部冲击。

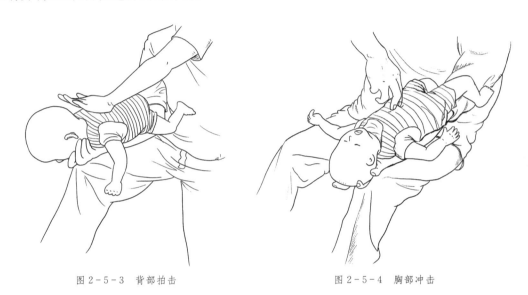

图2-5-3 背部拍击　　　　　　　　图2-5-4 胸部冲击

胸部冲击：患儿仰卧于施救者的手臂上，头低于躯干，施救者用另一只手的中指和食指在患儿胸部两乳头连线中间下缘，快速冲击性地按压5次（见图2-5-4）。如果异物咳出，参照上一步骤中的方法取出异物。如果异物没有咳出，则重复背部拍击与胸部冲击。

即使取出异物后，也要带婴幼儿去医院检查，看看是否有异物残留。

5. 促进婴幼儿的嗅觉发展

婴儿出生时就具备了嗅觉，嗅觉能力在出生后的几周内迅速发展。新生儿能够区分自己母亲与其他产妇的气味。日常照料中，可以有目的地让婴幼儿感受不同的气味，如闻一闻炒菜的香味，鲜花、水果的气味，沐浴液的气味等，同时告诉他们"这是××的气味"。注意鲜花不能离婴幼儿的鼻子太近，以免花粉过敏。

6. 警惕发生急性喉炎

喉是呼吸道最狭窄之处，婴幼儿喉腔更狭窄，黏膜薄嫩，急性喉炎容易因肿胀而导致呼吸困难，甚至窒息死亡。了解急性喉炎的主要症状，有助于做出准确判断，及时就医。急性喉炎一般症状为发热,声音嘶哑,呼吸困难(喉喘鸣,犬吠样"空空"地咳嗽,吸气时锁骨上窝、胸骨上窝、肚子凹陷等)。一经发生,应立即就医,同时应安抚婴幼儿,使其少哭闹(哭闹会加重病情)。

7. 保护婴幼儿声带

婴幼儿音域窄,要选择适合婴幼儿音域的歌曲,过高过低的音调都容易使声带过度紧张。唱歌的场所中空气要新鲜,冷暖、干湿适宜,不要让婴幼儿在冷空气中唱歌(温度一般不低于18摄氏度)。教会婴幼儿正确呼吸与发声,唱歌时间不可太长,要注意适当休息,防止声带过度紧张而疲劳。日常生活中,教导婴幼儿用自然声音说话,不要大声喊叫;感冒、咽喉有炎症时应少说话,更不要唱歌,直至身体恢复,以保护声带。

第六节　婴幼儿消化系统

一、消化系统的组成与功能

消化系统由消化管和消化腺组成,消化管包括口腔、咽、食管、胃、小肠、大肠等。消化腺有大消化腺(唾液腺、肝脏、胰腺等)和小消化腺(胃腺、肠腺)。消化系统的主要作用是消化和吸收。消化指食物通过消化管的运动和消化液的作用,被分解为可吸收成分的过程。吸收指经过消化了的食物成分及水、无机盐、维生素等,通过消化道壁进入循环系统的过程。

(一) 口腔

口腔是消化管的起始器官,具有吮吸、咀嚼、吞咽、辨味、初步消化食物及辅助发音等功能。

1. 牙齿

牙齿的主要功能是咀嚼,其次是辅助发音。牙从外形看包括牙冠、牙颈、牙根三部分。从构造上看包括牙釉质、牙骨质、牙本质。牙冠的外层是牙釉质,牙釉质乳白色,极其坚硬,损坏后不可再生。牙颈、牙根的外层为牙骨质,牙的里层为牙本质,是牙齿的主要物质。牙的内部空腔称牙腔,牙腔内有牙髓,其中富含血管和神经。

根据牙齿的位置、功能和形状,牙齿可分为切牙(门牙)、尖牙(犬牙)、前磨牙(双尖牙)和磨牙(白牙)四个类型。成人口腔中有恒牙28～32颗,有人终身不长智齿,有人长2颗,有人4颗长齐。

2. 舌

舌的表面覆以黏膜,黏膜上有味蕾。舌具有辨别味道,搅拌食物,辅助发音等作用。

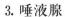

3. 唾液腺

口腔中的三对唾液腺分别为腮腺、下颌下腺、舌下腺,其主要作用是分泌唾液,唾液中的淀粉酶能把淀粉分解成麦芽糖。

(二) 食管

食管连接着咽部与胃,是一条肌性管道,负责把食物送到胃中,食管还能分泌黏液,使食物容易通过。

(三) 胃与胃腺

胃是消化道最膨大的部分,胃的上端与食道相通处的一组环形肌叫贲门,下端与十二指肠相通处的一组环形肌叫幽门。自贲门向左上方突出的部分称胃底,胃的中部叫胃体。胃壁由外而内分为四层:浆膜层、肌层、黏膜下层、黏膜层。

胃壁最里层为黏膜层,黏膜上皮凹陷形成胃腺。胃黏膜表面许多小凹就是胃腺开口,胃腺分泌胃液,内含蛋白酶、盐酸和黏液。黏液可以使食物容易通过,且保护胃黏膜不受盐酸和酶的侵蚀。胃蛋白酶能初步分解蛋白质。盐酸有抑菌杀菌作用,同时为蛋白酶分解蛋白质提供酸性环境。胃的主要功能是暂时储存食物和对食物进行初步的消化,使食物形成食糜,借助胃的运动将食糜送入十二指肠。此外,胃还能吸收少量的水、药物、酒精和无机盐。

(四) 肠与肠腺

1. 小肠与小肠腺

小肠是消化道中最长的一段,包括十二指肠、空肠、回肠。小肠壁自内而外分为黏膜、黏膜下层、肌层和浆膜。

小肠内壁黏膜由上皮、固有层和黏膜肌层构成。黏膜和部分黏膜下层向肠腔突出形成许多环状皱襞;黏膜上皮和固有层突向肠腔形成指状小肠绒毛。小肠腺开口于相邻的绒毛之间。小肠绒毛襞很薄,内有丰富的毛细血管和毛细淋巴管,有利于营养物质的吸收,加之小肠长度长,食糜在小肠内停留时间长,可以保证营养的充分吸收。因此小肠成为营养吸收的主要场所。

小肠内含有大量消化液,如胰液、胆汁、肠液,共同完成蛋白质、脂肪、糖类的分解(见图2-6-1)。其中胆汁是由肝脏分泌的,经胆总管流入十二指肠,胆汁内含有胆汁酸盐,胆汁酸盐能使脂肪乳化成极小的微粒,有利于胰液对脂肪的消化。胰液是由胰腺分泌的,经胰管排入十二指肠。胰液的主要成分是碳酸氢钠和消化酶,如胰蛋白酶、胰脂肪酶、胰淀粉酶等。肠液是由小肠黏膜内肠腺分泌的,内含淀粉酶、脂肪酶、麦芽糖酶等。因此,小肠也是食物消化的主要场所。

糖类(碳水化合物) —唾液淀粉酶、胰淀粉酶、肠淀粉酶→ 麦芽糖 —肠麦芽糖酶、胰麦芽糖酶→ 葡萄糖

脂肪 —胆汁酸盐→ 脂肪微粒 —胰脂肪酶、肠脂肪酶→ 甘油＋脂肪酸

蛋白质 —胃蛋白酶、胰蛋白酶→ 多肽 —肠肽酶→ 氨基酸

图 2-6-1　三大营养物质的分解过程

2. 大肠与大肠腺

大肠与回肠相连,包括盲肠、结肠和直肠,盲肠连有阑尾(一管腔狭小的盲管)。大肠黏膜没有绒毛和皱襞,大肠腺能分泌黏液,黏液能保护肠黏膜和润滑肠腔,有利于将食物残渣及肠黏膜的分泌物等形成的粪便送至肛门,由肛门排出体外。大肠还能进一步吸收少量的水分、无机盐和维生素。粪便在大肠内停留时间过长,会因为水分的被吸收而造成大便干燥,难以排出。

(五)肝脏与胰腺

1. 肝脏

肝脏是人体最大的消化腺,位于腹腔的右上部,右侧横膈膜之下,由韧带分为左右叶。肝脏的主要作用是分泌胆汁,促进肠液、胰液对脂肪的消化。此外,还有储存(肝脏能把血液中多余的葡萄糖变成糖原储藏起来,当血液中的葡萄糖因消耗而减少时,肝脏里的糖原又可转变成葡萄糖进入血液,供给人体需要)和解毒功能(胃、小肠吸收的一些有毒物质,随血液流经肝脏而转化为无毒物质,经肾脏随尿液排出或随胆汁流入肠里,与粪便一起排出)。

2. 胰腺

胰腺位于胃的后方,既是外分泌腺又是内分泌腺。作为外分泌腺,胰腺能分泌胰液,胰液中含有胰蛋白酶、胰脂肪酶、胰淀粉酶等,参与蛋白质、脂肪、糖类等营养物质的分解。作为内分泌腺,能分泌胰岛素和胰高血糖素,调节血糖。

二、婴幼儿消化系统生长发育特点与家庭教育指导

(一)婴幼儿口腔的生长发育特点与家庭教育指导

婴幼儿口腔小、浅,黏膜薄嫩,血管丰富,不宜进食过热、过硬的食物,避免损伤口腔黏膜。

1. 婴幼儿牙齿的生长发育特点与家庭教育指导

(1)牙齿

新生儿有 20 颗乳牙牙胚。乳牙牙胚在胎儿 5 个月左右钙化,一般在出生后 4～10 个月时

萌出,2~2.5岁时出齐20颗乳牙。各月龄乳牙数＝月龄－4(或6),如10个月的乳牙数应为4~6个。

一般出牙顺序为下中切牙(2个),上中切牙(2个),上侧切牙(2个),下侧切牙(2个),第一乳磨牙(4个),乳尖牙(4个),第二乳磨牙(4个)。婴幼儿乳牙的名称、位置、萌出时间见图2-6-2。一般幼儿6岁左右萌出第一颗恒牙,也叫六龄齿。

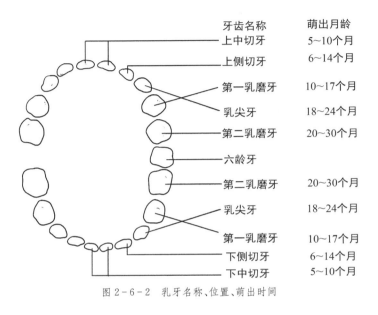

牙齿名称	萌出月龄
上中切牙	5~10个月
上侧切牙	6~14个月
第一乳磨牙	10~17个月
乳尖牙	18~24个月
第二乳磨牙	20~30个月
六龄牙	
第二乳磨牙	20~30个月
乳尖牙	18~24个月
第一乳磨牙	10~17个月
下侧切牙	6~14个月
下中切牙	5~10个月

图2-6-2 乳牙名称、位置、萌出时间

婴幼儿乳牙的牙釉质较薄,牙本质较松脆,牙髓腔较大,易患龋齿。当残留在齿缝里的食物与口腔中的乳酸杆菌、链球菌等产酸菌作用,能使糖发酵生成酸,腐蚀牙釉质,引起脱钙,牙齿出现龋洞,即龋齿。

(2)牙齿生长发育的家庭教育指导

① 孕期谨慎用药,消除隐患

妊娠中期服用四环素族药物(四环素、土霉素、金霉素等),可使胎儿乳牙变成黄色,并可引起牙釉质发育不良及骨生长障碍。

② 给予适宜的刺激,促进乳牙萌出

乳牙萌发时,婴儿的牙床先红肿,有充血现象,此时极易引起牙床发痒,故婴儿喜欢吮手指、咬奶头、咬玩具等,可给其一些烤馒头片、苹果片等食物或提供牙胶来磨牙,抑制牙痒,又可促进乳牙生长。

③ 注意口腔卫生,预防龋齿

● 进食后漱口、早中晚刷牙。

婴儿每次进食完毕可喂温开水,起到冲洗口腔的作用。婴儿长出第一颗乳牙到上下颌各有四颗乳牙,可以使用指套牙刷给他刷牙。指套牙刷由硅胶制成,使用之前成人要洗净手,同时检查指套牙刷的表面有没有发霉的小黑点,是否有破损。

先用开水煮沸指套牙刷 2～3 分钟,晾干;让婴儿平躺在床上,或者成人取坐位,用臂弯支撑婴儿头部;将戴有指套牙刷的食指,在孩子的口腔内由一侧的牙面清洁到另外一侧的牙面,采用轻轻按摩的方式擦拭所有的牙面,注意不要残留奶垢。

长出 8 颗牙以后,就可以准备不一样的牙具了。此时适合的牙刷是小头软毛牙刷,牙刷头越小越好,一般 2～4 排刷毛,刷毛一定要软。菱形的刷头清洁最到位,圆形刷头更柔和,适合换牙阶段的幼儿。

婴幼儿宜选择抗龋功能强的儿童含氟牙膏。选择牙膏要看清牙膏成分表,是否碳酸钙含量过高(损伤牙釉质),是否含有苯扎氯铵、羟苯丙酯、羟苯丁酯等成分(干扰人体内分泌系统),这些都不适合 3 岁以下婴幼儿使用。牙膏泡沫太丰富也不适合婴幼儿。每次使用牙膏的量要控制好,一般 3 岁以内,每次用量为米粒大小;3～6 岁每次用量为豌豆大小即可。

运用正确的刷牙方法对保护牙齿十分重要。推荐巴氏刷牙法,又称龈沟清扫法或水平颤动法(见图 2－6－3)。先刷上排、下排牙齿的外侧面,把牙刷倾斜 45°角指向牙根方向,放在牙龈边缘的位置,轻压,让刷毛进入龈沟;以 2～3 颗牙为一组,水平方向来回颤动,至少 10次,再移至下一组,注意至少保证 1 颗牙的重叠。同样的方法刷内侧面。刷门牙时,牙刷竖放,刷毛进入龈沟,用适中的力度,从牙龈刷向牙冠。最后刷咬合面,把牙刷放在咬合面上前后移动。整个刷牙时间不少于 3 分钟。

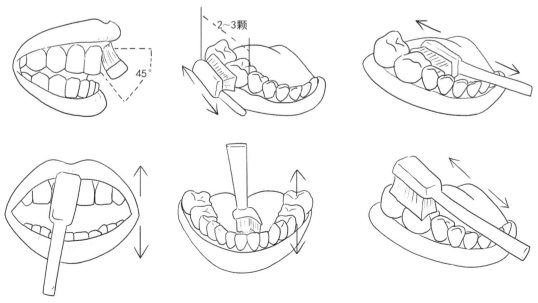

图 2-6-3　巴氏刷牙法

幼儿 2 岁半以后还可以使用牙线。牙线比牙刷更能预防牙齿疾病。牙线能更彻底地清除食物残渣、软垢和牙菌斑,大大降低蛀牙率。注意选用儿童专用牙线,同一根牙线不可以重复使用。牙刷、牙线应配合使用,牙线不能代替牙刷单独使用。

刷完牙要甩去牙刷上的水分,毛束朝上放在通风处风干,不要放在杯子里,以免因潮湿而滋生细菌。牙刷定期更换,最长不超过 3 个月。

婴幼儿练习刷牙之初,先不用牙膏,学会刷牙之后再用牙膏。漱口、刷牙最好用饮用水,即使不慎咽下去也没关系。婴幼儿的口腔组织非常柔嫩,清洁的时候要注意力量轻柔,不要使用漱口水,以免刺激婴幼儿的口腔黏膜。

成人可以通过示范、儿歌、动画片以及游戏等,激发婴幼儿刷牙的兴趣,从小养成认真刷牙的好习惯。

● 养成良好的饮食习惯。

不奶睡;少食软、糯、甜的食物;多食富含粗纤维的食物(如芹菜、洋葱,有利于牙齿自洁和咀嚼功能的发展);不吃过冷过热的食物,也不要冷热食物交替吃(容易造成牙齿隐裂);不在临近正餐和睡觉前吃零食。无论何时吃什么,吃后一定要刷牙。

● 避免外伤,不咬太硬的物品。

牙釉质具有不可再生性,一经受损,容易造成牙齿脱钙而龋化。因此,婴幼儿不要用牙齿咬坚硬的物品,如瓶盖、核桃、松子等。

④ 预防牙列不齐

● 正确喂奶。

母乳喂养,要让婴儿坐起来,不要躺着。人工喂养时,注意奶瓶不要过分上翘或下压。使用奶瓶的时间不宜太长。

● 防止乳牙早失或滞留。

乳牙早失往往是因为龋齿,龋齿容易导致牙髓炎、牙周炎,会影响发育中的恒牙,造成恒牙不牢固,易损坏。乳牙早失后,相邻的牙齿向缺隙部位倾斜移位,会造成日后牙列不齐。同时乳牙早失会影响咀嚼功能,进而影响消化与吸收。

乳牙滞留占据了恒牙萌出的正常位置,恒牙可能会异位萌出,影响牙列正常咬合关系的发育。

● 纠正不良习惯。

不可长时间托腮、偏侧咀嚼、咬下唇、啃手指、吐舌头、用安抚奶嘴等,以防造成牙齿前突,影响咀嚼能力和面容的美观。

● 鼻子不通气要及时治疗。

发现鼻塞要及时治疗,否则长期张口呼吸,会造成婴幼儿上颌骨变长,硬腭高拱,上切牙突出,突唇露齿。

⑤ 保证钙、磷、维生素 D 等营养素的摄入,多晒太阳

在长牙时要补充一些高蛋白、高钙、且易消化的食物,以促进牙齿健康生长。可以通过晒太阳获取维生素 D。

⑥ 定期涂氟,建立牙齿保护

涂氟就是在牙齿表面涂上氟化物。涂氟可以增强牙齿的抵抗力(氟化物很快凝结在牙齿的表面,能帮助牙齿加强钙化);同时还可以抑制细菌的生长,也便于牙齿的清洁。因此,婴幼儿牙齿长出来就可以请医生诊断,医生会结合婴幼儿的配合能力选择涂氟时机。涂氟一般一年 2～4 次。

⑦ 定期检查,发现问题及时处理

定期检查,可以尽早发现口腔和牙齿疾病。对一些发育异常,通过早期发现,可以找到最佳的治疗时机,避免延误治疗。一般建议至少每半年做一次口腔检查,医生同时会给出涂氟时机的建议。此外,日常要注意观察婴幼儿的牙齿表面是否光滑、有无色泽灰暗、有无斑点等,有问题及时就医。

2. 婴幼儿舌的生长发育特点与家庭教育指导

婴幼儿舌宽而短,舌下系带发育不完善,舌不灵活,搅拌食物和帮助咀嚼、吞咽能力差,辅助发音的功能也不好。

新生儿已经具备了味觉。10 天大的婴儿就能区分出母乳和水。婴儿在出生后不久就能感知到咸味,不过注意不要让婴儿过早习惯于咸味或其他调味料的味道,尽可能让婴儿感知各种食物的原汁原味。1 岁以内婴儿的辅食不加盐、糖与调味料,1 岁以后逐渐尝试清淡口味的家庭膳食。

3. 婴幼儿唾液腺的生长发育特点与家庭教育指导

新生儿唾液腺已形成,但唾液分泌少,因此口腔比较干燥。3～6 个月唾液腺发育逐渐完善,由于吞咽能力差,加上口腔浅,唾液往往流到口腔外面,这种现象称为"生理性流涎",可随年龄的增长而消失。

随着唾液和唾液淀粉酶分泌的增加,婴幼儿消化淀粉类食物的能力逐步增强。3 月龄以下的婴儿分泌的唾液少,唾液中淀粉酶含量低,不宜喂淀粉类食物。

(二) 婴幼儿食管的生长发育特点与家庭教育指导

1. 婴幼儿食管的生长发育特点

婴幼儿的食管黏膜薄弱,弹力组织和肌层不发达,食管下端贲门括约肌发育不成熟,容

易发生食管反流,引起溢奶,一直长到 8～10 个月大,反流现象才会好转。

2. 婴幼儿食管生长发育的家庭教育指导

(1) 细嚼慢咽

细嚼慢咽可以使食物与唾液充分混合,在食管内黏液的润滑作用下,顺利进入胃,尽量减少对食管的磨损。

(2) 慎选带骨的肉和刺多的鱼

食用带骨的肉和带刺的鱼时,一定要认真仔细地帮助婴幼儿择干净骨和刺,同时叮嘱婴幼儿小心咀嚼下咽,以免骨头渣和鱼刺损伤食管。

一旦有鱼刺等异物进入口腔、咽部等,应立即停止进食并就医。千万不能采用吞馒头等方法,反而会造成严重的后果,甚至危及生命。

(三) 婴幼儿胃及胃腺的生长发育特点与家庭教育指导

1. 婴幼儿胃及胃腺的生长发育特点

(1) 婴儿期胃呈水平位

新生儿的胃底不明显,贲门括约肌比较松弛,幽门括约肌发育较好,整个胃呈水平位。因此,婴儿期容易溢奶(吐奶)。

(2) 婴幼儿年龄越小,胃的容量越小

随着年龄的增长,婴幼儿胃的容积逐渐增大。新生儿胃舒张时的容量为 30～40 毫升;3 个月时约为 120 毫升;1 岁时约为 250 毫升,3 岁时约为 500 毫升。因此,婴幼儿年龄越小,喂食次数越多。

(3) 婴幼儿胃的消化功能差

婴幼儿的胃壁肌肉层薄,胃壁的弹力纤维发育较差,所以胃的伸展性较差,蠕动能力不如成人。另外,胃黏膜上的胃腺数目少,分泌的胃液少,酶的效能低,消化能力差。

2. 婴幼儿胃的生长发育家庭教育指导

(1) 预防溢奶

喂奶后不要让婴幼儿马上躺下,应竖抱轻拍其背部,待其打嗝后再放下,以侧卧为宜。

(2) 少食多餐

婴幼儿年龄越小,胃的容量越小。所以年龄越小,每天进食次数越多。

(3) 养成良好的饮食习惯

要为婴幼儿提供营养丰富、容易消化的食物。避免摄入过冷、过热、过酸、过辣的食物,减少对胃的刺激;烹饪食物时要做到细、烂、软、嫩,尽量减轻肠胃的负担。

良好进餐习惯的养成也是保护胃的必要手段。引导婴幼儿细嚼慢咽、不狼吞虎咽，充分发挥牙齿的咀嚼功能，以减轻胃肠负担。定时定量进食，有利于胃肠形成条件反射，使胃肠工作有条不紊，张弛有度。

此外，饭前不吃零食、不偏食、不挑食、不吃得过饱过杂、不边玩边吃等也是有利于胃肠的好习惯。

（4）创设愉快进餐的环境

情绪愉快，副交感神经兴奋，有利于增强婴幼儿的食欲，也有利于食物的消化。因此，进餐时可播放轻松悦耳的音乐，进餐过程中不批评婴幼儿，以免影响其情绪。

（5）饭前饭后不做剧烈运动

剧烈运动时，血液大部分涌向运动器官，消化器官血液量减少；同时交感神经兴奋性增强，消化器官的功能减弱。这既不利于食欲的激发，也不利于食物的消化。尤其是饭后剧烈运动会牵拉胃系膜，导致胃下垂、腹痛等。一般体育活动宜在饭后 0.5～1.5 小时后进行，剧烈运动后至少半小时才可进餐。

（四）婴幼儿肠的生长发育特点与家庭教育指导

1. 婴幼儿肠的生长发育特点

（1）肠的吸收能力强

婴幼儿肠管总长度相对较长，新生儿肠管总长度约为身长的 8 倍，婴儿约为 6 倍，成人约为 4 倍；婴幼儿肠管径相对宽，小肠壁绒毛数量几乎与成人相同，吸收面积大。婴幼儿小肠黏膜发育较好，有丰富的血管和淋巴管，通透性强，所以婴幼儿小肠吸收能力较强。但由于大肠相对较长，粪便中的水分有可能被过度吸收而造成便秘。

（2）小肠消化能力弱

婴幼儿肠壁肌层及弹力纤维发育不完善，肠的蠕动能力不如成人。小肠内各种消化液的质量较差，因此对食物的消化能力较弱。

（3）肠的位置固定差

婴幼儿肠系膜发育不完善，肠的位置固定较差，易发生肠套叠、肠扭转。

（4）易发生肠道功能紊乱

由于婴幼儿植物神经调节能力差，易发生肠道功能紊乱，引起腹泻或便秘。

（5）屏障功能差，肠道感染易引发全身感染

由于肠壁的通透性强，一旦发生消化道感染，肠内毒素或细菌等很容易通过肠壁进入血液，引起全身感染，使病情加重。

2. 婴幼儿肠的生长发育家庭教育指导

（1）饮食合理搭配，适当运动，预防便秘

尽量少食油炸和油腻食物，可以减轻肠道的负担。多吃蔬菜、水果，注意粗细、干稀、荤素搭配，促进肠的蠕动，预防便秘。适量饮水，适当运动也有利于预防便秘。

（2）养成定时排便的习惯

定时排便的训练一般在 1 岁半以后。最好安排幼儿在清晨早饭前或晚上临睡前定时排便。便盆宜放在固定地点，不要放在黑暗偏僻处，以免幼儿因恐惧不安而拒绝坐便盆；冬天注意便盆不要太凉，以免刺激引起大小便抑制；更不能让幼儿边吃边玩边坐便盆。由于婴幼儿肠系膜固定能力差，长时间坐便盆，会导致脱肛，因此坐便盆的时间以 5～10 分钟为宜。

（五）婴幼儿肝脏与胰腺的生长发育特点与家庭教育指导

1. 婴幼儿肝脏的生长发育特点

婴幼儿肝脏相对较大，新生儿肝的重量约为体重的 4%，成人约为 2%。婴幼儿肝细胞再生能力强，不易发生肝硬化，但容易受缺氧、感染、药物中毒等因素的影响，进而影响肝脏的正常功能。婴幼儿肝脏分泌胆汁少，促进脂肪消化的能力弱。婴幼儿肝脏储存的糖原较少，容易因饥饿发生低血糖。婴幼儿肝脏的解毒功能也较差。

2. 婴幼儿胰腺的生长发育特点

新生儿胰液中的酶活性较低。婴幼儿时期胰腺不发达，分泌的胰液少且质量较差，对淀粉类和脂肪类食物的消化能力弱。

胰蛋白酶出生时就很充足。出生后的 5～6 个月内，胰腺分泌少量淀粉酶。胰脂肪酶出生时含量较少，婴幼儿期对脂肪的消化能力弱。

3. 婴幼儿肝脏、胰腺生长发育的家庭教育指导

（1）不宜过早添加淀粉类、脂肪类辅食

婴幼儿胰腺分泌的淀粉酶、脂肪酶少，对淀粉、脂肪的消化能力较弱，肝脏分泌的胆汁少，促进脂肪消化的能力弱，所以不宜过早添加淀粉类、脂肪类辅食。一般 6 月龄前不添加淀粉类辅食，以免出现消化不良、腹泻等。辅食添加应循序渐进，无盐、少油、少糖以减轻肝脏、胰腺的负担，促进肝脏、胰腺的正常发育。

（2）避免残留农药、防腐剂、香精、色素等对肝脏造成损伤

蔬果尽量去皮后吃，以免摄入附着的残存农药。不提供含有色素、防腐剂等添加剂的饮料与食物，以免婴幼儿肝脏受损。

（3）蛋白质摄入要适量

虽然婴幼儿体内蛋白酶充足，但是蛋白质代谢过程中产生的有毒物质氨需要在肝脏合成无毒性的尿素，经肾脏排出体外。过量的蛋白质摄入会加重肝脏和肾脏的负担，所以婴幼儿蛋白质摄入不是多多益善，要适量。根据《中国居民膳食营养素参考摄入量（2013 版）》，建议婴幼儿每天的蛋白质摄入量为：1 岁以内 20 克，1～3 岁 25 克，3～5 岁 30 克，6 岁 35 克，其中优质蛋白质不少于 50%。

第七节　婴幼儿泌尿系统

一、泌尿系统的组成与功能

泌尿系统是人体代谢产物排出的主要渠道。泌尿系统由肾、输尿管、膀胱和尿道组成。

（一）肾

肾脏呈蚕豆形，左右各一，位于脊柱两侧，腹膜的后方，紧贴腹后壁。肾内有一个漏斗形的空腔为肾盂，与输尿管相通。肾外面的整个部分统称肾实质。肾实质可分为皮质和髓质两部分。肾皮质主要由肾单位构成，每个肾约有 100 多万个肾单位。

肾单位是肾脏的基本结构和功能单位。每个肾单位由肾小体和肾小管组成。肾小体由肾小球和肾小囊组成。

肾脏是产生尿液的器官。尿液的生成过程包括滤过、重吸收和分泌三个重要步骤。当血液流经肾小球时，除血细胞和较大的蛋白质外，其余一切水溶性物质都可以通过滤过屏障进入肾小囊，形成原尿。原尿在肾小管的流程中，肾小管上皮细胞对其进行选择性重吸收。而剩下的废物如尿酸、尿素和一部分无机盐、水，与一些分泌物，经集合管流出，形成尿液。

（二）输尿管

输尿管是一条肌性管道，上端起于肾盂，下端开口于膀胱，负责输送尿液至膀胱。

（三）膀胱

膀胱位于盆腔，是储存尿液的肌性囊袋。膀胱上端与输尿管连通，下端开口于尿道。在膀胱与尿道交界处有较厚的环形平滑肌，叫尿道括约肌。尿道括约肌收缩时，尿道口关闭，防止尿液自膀胱漏出。成人的膀胱容量一般为 300～500 毫升。

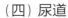

（四）尿道

尿道是从膀胱通向体外的管道，负责把尿液排出体外。

二、婴幼儿泌尿系统生长发育特点与家庭教育指导

（一）婴幼儿泌尿系统生长发育的特点

1. 婴幼儿肾脏的生长发育特点

（1）肾的功能差

婴幼儿年龄越小，未成熟的肾单位越多，肾小球的滤过作用越差，肾小管越短，再吸收和分泌的功能也越差。所以婴幼儿肾脏功能较差。

（2）肾脏相对较大

婴幼儿的肾脏相对较大。新生儿的肾脏约占体重的 1/120；成人肾脏约占体重的 1/200。

2. 婴幼儿输尿管的生长发育特点

婴幼儿的输尿管相对比成人宽，管壁肌肉发育不完善，紧张度较低，弯曲度大，因此易出现尿流不畅而诱发感染的情况。

3. 婴幼儿膀胱的生长发育特点

婴幼儿膀胱的容量小，储尿量少。膀胱肌肉层薄，弹性弱，膀胱储尿机能差。婴幼儿新陈代谢旺盛，每日总尿量较多，所以婴幼儿年龄越小，排尿次数越多。出生二周的新生儿每天排尿约 20～30 次，1 岁时每天排尿约 15 次，2～3 岁时每天排尿约 10 次。由于婴幼儿神经系统发育不完善，对排尿的调节能力较差，所以经常会憋不住尿。

4. 婴幼儿尿道的生长发育特点

婴幼儿的尿道无论男女都比较短，并且生长速度缓慢，尿道的黏膜柔嫩，弹性组织发育也不完善，易发生上行性泌尿道感染，还可引起膀胱炎、肾盂肾炎等。

（二）婴幼儿泌尿系统生长发育的家庭教育指导

1. 按需饮水，养成主动喝白开水的习惯

适量的水分，可以使代谢产物及时随尿液排出体外。最适合婴幼儿的是白开水（符合国家卫生标准的生活饮用水）。生活中要引导婴幼儿养成主动饮水的习惯。但喝水也不是越多越好，摄入水分过多会造成消化液稀释，引起消化不良甚至发生水中毒，因此，水的摄入量要适宜。

不同年龄的婴幼儿对水的需求不同。6 个月内婴儿纯母乳喂养时，无须额外补充水分；如果是配方奶或已添加辅食则应适当补水，每天总的水适宜摄入量为 700 毫升。7～12 个月

婴儿每天总的水适宜摄入量为 900 毫升。1～3 岁幼儿每天总的水适宜摄入量为 1 300 毫升。饮水应遵循少量多次的原则。2～3 岁的幼儿可采用按时喝水和随机喝水相结合的方式,引导其学会渴了就喝水,养成主动饮水的习惯。饮水量的多少和饮食、季节、气温、活动量等也都有关系。

2. 逐步养成定时排尿的习惯,不限制婴幼儿排尿

一般在活动前后、睡眠前后提醒婴幼儿小便,但也不要让其频繁地去排尿,会影响正常的膀胱储尿功能进而引起尿频。如果婴幼儿有尿意,不能限制其排尿,以免因膀胱过度充盈而失去收缩能力,造成排尿困难,也容易被感染。

3. 讲究卫生,预防感染

每天用清水清洗婴幼儿外阴,以保证会阴部清洁。清洗前成人洗净双手,修剪指甲,以免划伤婴幼儿。清洗时动作轻柔,认真仔细,使用专用小盆,用纯棉毛巾轻轻拭干(女孩从上至下,从前往后擦)。毛巾用后清洗干净,再用开水烫 15 分钟,暴晒晾干备用。便后要给婴幼儿正确擦屁股,从前向后擦,避免尿路感染。

因尿道与外界直接相通,不要让婴幼儿穿开裆裤坐在地上玩耍,避免细菌、寄生虫感染。

婴幼儿便具如便盆、马桶等,每次用后要冲洗,定期消毒,确保清洁卫生,预防细菌、病毒感染。

4. 预防肾炎

婴幼儿要增强体质,避免诱发肾炎的因素,如上呼吸道感染、扁桃体炎等。

第八节　婴幼儿感觉器官

人体的感觉器官包括视觉器官(眼)、听觉器官(耳)、嗅觉器官(鼻)、味觉器官(舌)、触觉器官(皮肤)。借助这些感觉器官,人体感知周围事物的变化。嗅觉器官(鼻)在呼吸系统已有论述,味觉器官(舌)在消化系统已有论述,此节中省略。

一、婴幼儿视觉器官(眼)的生长发育特点与家庭教育指导

(一) 眼的构造与功能

眼由眼球及其附属物构成。眼的附属物包括眼睑、结膜、泪腺以及眉和睫毛等。眼球是眼的主要部分,包括眼球壁和眼球内容物。

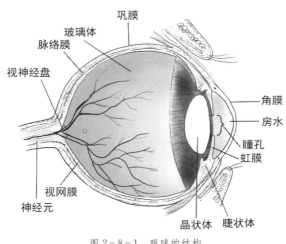

图 2-8-1　眼球的结构

1. 眼球壁

眼球壁由外而内有三层膜，外膜、中膜和内膜（见图 2-8-1）。

外膜的前六分之一是无色透明的角膜，不含血管，富含感觉神经末梢，感觉非常敏锐，有折光作用。后六分之五是乳白色、不透明的巩膜，支持眼球成球形。

中膜自前而后是虹膜、睫状体和脉络膜，都含有丰富的色素和血管组织，呈棕黑色。虹膜位于角膜后方，眼球前面，呈圆盘状，中间形成圆形的瞳孔，瞳孔是光线进入眼球的通道。睫状体是中膜最肥厚的部分，睫状体内有平滑肌，称为睫状肌，睫状肌的收缩和舒张，能调节晶状体的曲度。脉络膜占中膜的后 2/3，衬贴于巩膜和视网膜之间，有丰富的血液循环营养眼球内组织。

内膜为视网膜，是形成视觉信息的关键部位。其上分布有大量感光细胞，包括视锥细胞和视杆细胞，可以感受刺激并形成物象，因此视网膜也被称为感光系统。视网膜后部偏内侧一白色圆盘形隆起，叫视神经盘，此处无感光细胞，不能感光，称为盲点。在视神经盘颞侧稍下方有一黄色小区，称黄斑，黄斑中央凹陷处称中央凹，是感光辨色最敏锐的部位。

2. 眼球内容物

眼球内容物包括房水、晶状体、玻璃体等（见图 2-8-1），具有屈光作用。

房水由睫状体产生，填充于角膜和晶状体之间的腔隙之中，有营养角膜、晶状体、玻璃体以及维持眼压的作用。当房水循环受阻时，引起眼内压增高，导致视力障碍，称为"青光眼"。

晶状体无色透明，形状似双面凸的凸透镜，具有弹性，周围有悬韧带与睫状肌相连，睫状肌的收缩和舒张可以改变晶状体的凸度。晶状体混浊称为"白内障"。

玻璃体为无色透明的胶状物，填充在晶状体与视网膜之间，能支持眼球呈球形并加强聚光效果。玻璃体混浊，眼前可见晃动的小黑点，称为"飞蚊症"。

来自眼外的光线，经过角膜、房水、晶状体、玻璃体的系列折射，最后在视网膜上成像。因此，角膜、房水、晶状体、玻璃体被称为折光系统或折光装置。

（二）婴幼儿眼的生长发育特点

1. 发育早，视觉功能成熟晚

眼是胚胎最早发育的器官之一，新生儿出生时眼球的结构已经形成，但尚未发育完善；

0～3 岁是视觉发育的关键期,主要完成眼的结构发育;4～13 岁是视觉发育的敏感期,基本完成眼的功能发育。

　　婴幼儿的视觉从出生到发育成熟要经过一个相当长的过程,相对其他感觉,成熟最晚。就视力而言,要到 6 岁以后视力系统才逐渐成熟。婴儿刚出生时视力很差,仅能看到眼前十几厘米的物体。一般个体 3～6 个月视力可达 0.01～0.08,6～11 个月可达 0.1,1 岁可达 0.2～0.3,2～3 岁可达 0.6,4 岁可达 0.8,5～6 岁可达 1.0 或以上。

　　婴儿出生几周就能区别颜色(更偏爱暖色调),4～7 个月时颜色视觉发育完成,6～8 个月时已有深度视觉和空间视觉,9 岁时立体视觉发育完善。婴儿从出生到 1 岁,视觉功能的发育可见表 2-8-1。

表 2-8-1　0～1 岁婴儿视觉功能的发育

年　龄	视觉功能的发育
0～1 个月	婴儿的瞳孔会随着不同强度的光线放大或收缩,而且会眨眼。 婴儿转动头部时,眼睛也会慢慢地跟着转动。 能对距离眼睛 20 厘米的物体做出反应。 对人的脸有兴趣。
2～3 个月	具有 90°～180°的视野。 两眼可同时注意同一物品。 两眼会同时转动观看近物,并加以注视。
4～5 个月	能初步分辨颜色,从鲜艳的颜色开始。 看到熟悉的物品或人,有特别的反应。 坐起或躺下会看着自己双手。 注视镜中自己的影像。
6～7 个月	手眼协调能力开始发展,可以将一只手中的物品放到另一只手上。 喜欢看一些图案复杂的图片或实物。 与镜中自己的影像亲嘴。 为了看某件物品,会调整自己的姿势(低头、转头或侧身)。
8～9 个月	能辨别物体的远近和空间位置。 眼睛追随落下的物体。
10～12 个月	眼睛会随着转动的物品快速转动。 会注视十分细小的物品,或注意到掉到地上的小颗粒,用手捏取。 能积极地观察物体。

2. 既能看清远处物体,又能看清近处物体

　　婴幼儿眼睛之所以能看清远处物体,是因为其眼球的前后径较短,物像往往成像于视网膜的后面,呈生理性远视。新生儿的眼球前后径约 15 毫米,1 到 3 岁快速增长,前后径增长到约 23 毫米;3 至 14 岁缓慢增长,每年增长约 0.1 毫米,14 岁时达到成人水平,约 24 毫米。所以整个婴幼儿阶段,呈现出生理性远视。

　　婴幼儿眼睛之所以能看清近处物体,是因为其眼球的晶状体弹性大,调节能力强。出生后第 1 年,晶状体快速生长并逐渐变为扁平。当看近物时,通过睫状体的睫状肌改变晶状体

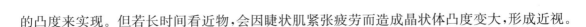

的凸度来实现。但若长时间看近物,会因睫状肌紧张疲劳而造成晶状体凸度变大,形成近视。

(三)婴幼儿眼的生长发育家庭教育指导

1. 孕妇注意营养合理

孕妇要注意补充营养,如缺乏维生素 A,胎儿可能会出现夜盲症或干眼症。孕期前 3 个月,孕妇要预防风疹等病毒的感染,减少胎儿先天性白内障的发病率。避免腹部外伤和子宫受压,这两者可能会引发胎儿眼部神经及肌肉发育异常。远离各种射线(如 X 射线),避免辐射伤害可能引发的一些胎儿眼部畸形。慎服各种化学药物,以免胎儿出现多种眼部畸形。戒烟禁酒,吸烟易致胎儿流产、早产和各种眼部先天异常,饮酒易致胎儿的神经系统发育异常。

2. 提供适宜的环境刺激与视觉训练

适宜的光刺激有利于婴幼儿视力的发育,但过强的光线进入眼内也会造成视网膜的损伤,应尽量避免强光和蓝光直接照射婴儿的眼睛,如照相机的闪光灯、强烈的阳光、吊灯等。因此,新生儿照相应避免使用闪光灯,光线太强烈时不适宜去户外。

任何年龄的婴幼儿都需要观看有趣的事物。大部分新生儿会觉得他们眼前的人和事物都很有趣,尤其是人脸。出生几周内,喂奶和换尿布的过程为婴儿提供了充足的视觉输入。环境中的视觉刺激不是越多越好。为婴儿创设有利于视觉发展的环境时,要从婴儿自身来发现线索,否则很难确定环境中的视觉信息是否过多,以及新增视觉体验的时机。比如婴儿看到某些特定的场景时会哭闹,可能是因为视觉刺激过多,或是喜欢的东西被拿走。随着婴幼儿运动能力的增强,家长可以蹲下来,从婴幼儿的视觉高度感受他们眼中的世界。

用图片来增强环境的视觉效果时,图片的高度应以婴幼儿视线能看到,手能触摸到的高度为宜。婴儿不能自如活动之前,由家长抱着观看图片时,图片的高度可以和成人一致。若是图片的位置比较低,家长也可以蹲下来陪其观看。图片的内容可以是婴幼儿熟悉的物品,也可以是儿童形象。图片要定期更换,但不要过于频繁,婴幼儿喜欢在一段时间里观看熟悉的事物。

色彩鲜艳的玩具有助于婴幼儿的视觉发育。可以利用彩色玩具开展视觉游戏。

(1)视线追随(0~3 月龄)

婴儿清醒时,用一个鲜艳的直径 10 厘米左右的玩具(比如红色的球)逗引他,玩具距离婴儿 15~20 厘米,观察他有无眨眼的视觉反应。当婴儿看到玩具后,慢慢地移动玩具,让他的视线追随玩具移动的方向。每天可以做 2~3 次,每次不超过 3~5 分钟。

(2)藏猫猫(3~6 月龄)

妈妈扶婴儿坐在腿上,爸爸从妈妈背后探出头来,可以呼唤婴儿的名字,引起婴儿注意后,爸爸再藏起来,反复几次。当爸爸再次探出头时,婴儿就会很快注意到,并发出咯咯的笑声。

如果只有婴儿和妈妈,也可以让婴儿趴在床上,妈妈用纱巾遮住自己的脸,呼唤婴儿的名字,逗引婴儿抬头看妈妈,然后突然拿下纱巾,同时发出"喵喵"等各种声音,如此反复。

（3）追青蛙（6～12 月龄）

准备一个发条青蛙玩具,放在婴儿够不到的地方,上发条之后,青蛙就能跳动,刺激婴儿向前爬去抓青蛙。

（4）戳泡泡（12 月龄以上）

准备一个泡泡器,装上无毒无刺激的泡泡水,成人吹出泡泡来,幼儿或坐、或爬、或站、或走,戳或者捏泡泡。

（5）打乒乓（18 月龄以上）

用一根线吊起一个乒乓球,幼儿双眼盯着忽远忽近、穿梭往来、旋转多变的乒乓球,并用手击打乒乓球。随着年龄的增长,幼儿可以手持乒乓球拍来打球,这个游戏可以一直做下去,直至成人,可以帮助预防近视。

3. 关注日常,定期检查,建立视力档案

6 岁以前是视觉发育的关键期,也是预防和治疗视觉异常的黄金时段。因此,要特别重视婴幼儿的视力监测,尤其是早产儿、出生时体重低于 2 千克的低体重儿,以及家族中有弱视、斜视、高度近视等视力异常者的小儿。建议每个婴幼儿每 3～6 个月到专业的眼科医院做一次眼科检查,尽早建立婴幼儿视力档案,从中可以清晰地看到婴幼儿视力提升的过程,屈光逐渐发育的过程,进而全方位监护视力健康。

婴儿出生后,家长要特别留意婴儿的视力状态,虽然此时的婴儿视功能很差,但也可以通过小测试自检一下。如新生儿出生半个月以后,准备黑白纸各一张,在其清醒时,将这两张纸举在他眼前约 20 厘米处,观察其视线是否会在两个画面上来回观察。若无反应,需要去医院检查,以便及早发现问题,及早治疗。

另外,日常生活中如果发现婴幼儿经常出现以下一些表现,应该尽早到专业眼科医院就诊。

● 单眼或双眼斜视,一只眼睛大,一只眼睛小（眼睛位置异常）。

● 看东西眼睛距离物体很近,经常皱眉、眯眼、歪头偏脸等（可能存在近视、散光、弱视、斜视等）。

● 串珠游戏困难（可能存在立体视觉欠缺）。

● 无急性眼病,却经常揉眼,自述头疼、头晕、眼痛（可能存在视力参差、弱视等）。

● 看到阳光喜欢闭一只眼睛（可能存在斜视、单眼高度近视或远视等）。

4. 谨防眼外伤

1岁以后的幼儿活动范围越来越大,但对危险的认知与判断能力差,容易发生眼外伤,如挫伤、异物入眼等。因此,幼儿玩耍时要注意场地的清洁与安全,远离沙尘、尖锐物品,教会幼儿正确取放与使用剪刀、铅笔、筷子等。

如果发生异物入眼,要求幼儿千万不要揉眼睛,以免沙粒等异物划伤角膜。可以让幼儿轻轻闭上眼睛,让泪水将异物冲出,或用冷开水反复冲洗。如果仍冲不掉异物,则需翻开幼儿眼睑,用清洁的手绢或棉签轻轻拭去眼睑、结膜表面的异物。若仍然无效,则立即就医。

5. 提供良好的用眼环境

婴幼儿活动的场所要采光充足。最好选择窗户较大,光线较强的房间(朝南或东南),使自然光充足。看书、画画时要打开窗帘,充分利用自然光源。光源最好从左前方斜着投射到桌面,避免阳光直射。光线不足或太暗时,需要人工照明。灯具的选择与使用应注意以下几方面。

- 选择带有"CCC"标识的灯具。

- 选择光照度充足的灯具。国际通行的阅读标准照度为500勒克斯,有国标AA级照度认证的,能够满足照度500勒克斯。

- 选择色温可调节的灯具。光源色温不同,适合的场景不同。低色温(3 300 K以下)光源偏黄,适合休息;中色温(3 300～5 300 K)光源柔和,适合看书学习;高色温(5 300 K以上)光源发白,使人兴奋。可根据场景,调节不同色温。

- 使用台灯时,高度要合适,不要让眼睛能直视到灯管或灯泡。

另外,为婴幼儿选购读物时,图案、字迹要清晰,颜色鲜艳,字体要大。

6. 合理均衡饮食

营养是视力发育的物质基础。蛋白质、维生素A、DHA、维生素C、维生素D、维生素E、叶黄素以及钙等,是眼睛发育所必需的。叶黄素和玉米黄素可以阻挡有害光;维生素A能预防夜盲症;DHA让视力更清晰。在日常膳食中,可以多补充新鲜奶类、豆制品、动物肝脏、蛋黄、胡萝卜、青菜、紫菜、油菜、橘子、柑、橙等,尽量减少甜食。

7. 养成良好的用眼习惯

(1)端正读书姿势

不要趴在桌子上或躺着看书,书本和眼睛之间的距离不少于33厘米。不在乘车或走路时看书,不在强光下看书。

(2)不要过早接触电子产品,严格控制使用时间

幼儿2岁以前不适合使用电子产品;3岁以上每次不超过20分钟,每天累计不超过1小

时。电子产品中以屏幕比较大的电视为宜。看电视的距离一般以 4～6 倍于屏幕对角线的距离为宜。

（3）集中用眼后，要远眺或去户外活动

持续用眼可以坚持"20—20—20"原则，即持续用眼时间 20 分钟，向 6 米（20 英尺）以外的距离看 20 秒以上，缓解用眼疲劳。

8. 坚持做眼睛保健操

坚持每天做多种眼睛保健操，做眼睛保健操可以使眼睛得到暂时休息（暂时停止近距离、连续用眼），又可以使眼睛肌肉得到调节与锻炼。此处介绍一种护眼操，具体做法如下。

伸出手掌距离面部 33 厘米左右（能看清掌纹为宜），注视 8 秒钟，然后看室外的建筑或树林（远处）8 秒钟。手掌和远处交替反复，两次注视为一组，每天 10 组。

9. 保证充足的睡眠

研究发现，每天睡眠不足 9 小时的孩子对比每天睡眠时间达到 9 小时的孩子，患近视的风险增加 9 倍。良好的睡眠可以滋润眼球，放松睫状肌，有助于视力的发育。专家建议 0～3 岁婴幼儿每天的睡眠时间为 12～20 小时。夜间睡眠时要保持环境的黑暗，不要长时间开着小夜灯或大灯，有助于提高婴幼儿的睡眠质量，降低近视发病率。

10. 增加户外运动时间

《自然》杂志做过相关研究，结果表明：户外活动的时间才是近视发生的唯一强相关因素，眼睛接触阳光的时间越短，近视的风险越高。缺乏户外运动，眼睛无法充分接触到全光谱光源的照射，会增加孩子近视的概率。有调查数据显示：每周平均只有 3 小时户外活动的孩子，比每周平均有 14 小时户外活动的孩子患近视的概率高出 9 倍。户外活动中，眼睛接触自然光线，刺激瞳孔，使眼球的收缩和舒张能力变强，同时能诱发视网膜分泌多巴胺，抑制眼轴的增长，预防近视。因此，最好每天保证不少于 2 小时的户外活动。

二、婴幼儿听觉器官（耳）的生长发育特点与家庭教育指导

（一）耳的结构与功能

耳既是听觉器官，又是位觉（平衡觉）器官。由外耳、中耳、内耳三部分组成（见图 2-8-2）。

1. 外耳

外耳包括耳郭和外耳道。耳郭大部分以弹性软骨为支架，表面覆以皮肤。耳郭下部无软骨的部分叫耳垂。耳郭的主要作用是收集声波。

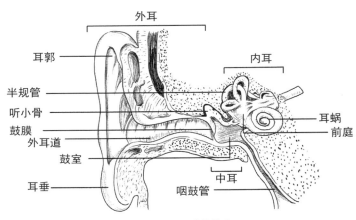

图 2-8-2　耳的构造

外耳道壁外三分之一由软骨组成,内三分之二由骨质组成。软骨部分的皮肤上有耳毛、皮脂腺、耵聍腺。耵聍腺的分泌物叫耵聍,也就是耳屎。耳毛和腺体的分泌物可以阻挡灰尘等异物的进入。耵聍有油性和干性之分。干性耵聍一般为片状,油性耵聍一般为黏稠状。

2. 中耳

中耳包括鼓膜、鼓室和听小骨等。外耳、中耳以鼓膜为界。鼓膜为卵圆形的半透明薄膜。经外耳道传来的声波,引起鼓膜发生振动。鼓室位于鼓膜与内耳之间,内有三块听小骨(锤骨、砧骨、镫骨)和咽鼓管。鼓膜的振动引起三块听小骨的振动,三块听小骨形成听骨链,起扩大传导声波的作用。咽鼓管是鼻咽部和鼓室之间的通道,能调节鼓室内的压力。

3. 内耳

内耳由半规管、前庭和耳蜗等组成。耳蜗是听觉感受器所在之处,与听觉有关;前庭、半规管为位觉感受器所在之处,与身体平衡有关。

（二）婴幼儿耳的生长发育特点

1. 外耳道比较狭窄,外耳道壁骨化未完成,鼓膜较厚

婴幼儿外耳道壁尚未骨化完成,大约到 10 岁才能完成。外耳道皮肤柔嫩,容易因洗澡水、眼泪等的进入或人为掏耳朵而造成感染。

2. 咽鼓管宽、短、平直

婴幼儿的咽鼓管宽、短、平直,鼻腔有感染时易引起急性化脓性中耳炎。中耳炎轻者引起听力下降,重者可能导致严重的并发症,如腮腺炎、脑膜炎、脑脓肿等。

3. 耳蜗的感受性强,听觉敏锐,对噪声更敏感

新生儿出生时已经具备了听力,能感觉到声音的方向。婴幼儿耳蜗内的听觉感受器敏感性强,尤其对高频和低频的声音敏感,对噪声的耐受性差,年龄越小,承受噪声的水平越低。60分贝的声音就会影响婴幼儿的睡眠和休息。如果婴幼儿经常处于80分贝以上的噪声环境下,就会睡眠不足、烦躁不安、消化不良、记忆力减退以及听觉迟钝。当然,每个婴幼儿所能承受的噪声水平也因人而异。

(三)婴幼儿耳的生长发育家庭教育指导

1. 预防先天性耳聋

做好婚育前的遗传咨询、必要时做基因筛查;加强孕期保健,尤其孕期前三个月,孕妇要谨防风疹病毒感染,以免通过脐带使胎儿得病毒血症,从而妨碍内耳的正常发育;另外早产、难产、分娩外伤都可能损害小儿耳蜗而致聋。

2. 重视出生后的听力筛查及日常听力检测

婴幼儿出生后的听力筛查是发现婴幼儿听力损伤最有效的方法。如果初筛有问题,一定要遵医嘱按时复查。初筛顺利通过或没有进行筛查的婴幼儿,仍需观察,适时对其听力进行检测。如果婴幼儿0～3月龄对很突然的巨响没有反应;3～6月龄不寻找声源;9～12月龄听不懂指令;12～15月龄不会叫爸爸、妈妈;15～18月龄与其交流,犹如"对牛弹琴";18～24月龄仍旧不会说,不会唱,不听指令等,就需要及时就医。

还可以有目的地进行简易测试。婴儿出生后不久可以在环境安静,婴儿清醒或浅睡状态下,用装有绿豆的塑料小盒在其背后30厘米处给一个短促的声音刺激,观察其反应。可间隔1分钟重复一次刺激。正常情况下,婴儿会出现皱眉、眨眼、睁眼或闭眼、停止吮吸、整个身体跳动、手臂及腿向中间靠拢等动作。若没有任何反应,可重新测试。若仍然没有反应,应及时就医,以便早期确诊有无听力障碍。不同年龄婴幼儿的正常听觉表现见表2-8-2。

表2-8-2　不同年龄婴幼儿的正常听觉表现

年　　龄	听到声音的(反应)表现
0～2个月	突然的声音会引发惊跳、闭眼、睁眼或眨眼。
3～4个月	能够感受不同方位发出的声音,并且向声源方向转头。
5～6个月	能从多人的声音中辨别出母亲的声音。
7～8个月	能根据声音的方向,用视觉去寻找发声的物体。
9～12个月	能够听出大的响声和非常轻的声音,对不同的声音做出不同的反应,可以自己发出多种声音。
13～18个月	能按听到的语言做出反应,可以使用简单的词。
19～24个月	能分辨不同音高的声音,能听到轻微声音,知道声音方向,能用词组成简单的句子。

3. 提供适宜的刺激与训练

听觉的发展需要适宜的刺激,不是越安静越好,正常的声音以及语言刺激是必须的。可以通过欣赏节奏轻快的轻音乐、优美短小的古典音乐、充满童趣的歌谣、聆听大自然的各种声音(小动物的叫声、风声、雨声、流水声、海浪声)、家人和蔼亲切的话语等,培养婴幼儿的节奏感和辨别模仿各种声音的能力。提供听觉刺激时,应考虑音量大小、声音的趣味性等因素,还可以开展丰富的听觉与平衡游戏。

(1) 摇啊摇(0~3 月龄)

准备一条大浴巾,婴儿躺在浴巾上,父母各在一端,两手分别抓住浴巾两角,轻轻地左右摇晃,注意幅度不要大(一般 10~15 厘米)。这个活动可以刺激婴儿的前庭器官,促进平衡能力的发展。

(2) 追声寻源(0~6 月龄)

将各种发声物品(音高、响度都不同),如拨浪鼓、八音盒、能捏响的玩具、自制乐器(瓶中装入不同的颗粒物,如豆子、米粒、沙子)等,在婴儿的视线内发出响声,并告诉他这些发声物品的名称。待其注意到发声物品后,再慢慢移开,让其追声寻源。

(3) 音乐演奏(6~12 月龄)

婴儿把"乐器"握在手中,随音乐节奏晃动"乐器"。如果婴儿还握不住"乐器",成人可以帮助他们一起握住,跟随音乐或成人的演唱"演奏"。

(4) 声音模仿(12 月龄以上)

可以经常带幼儿去动物园(或播放录音),聆听各种动物的叫声并带着幼儿模仿。

(5) 猜猜是谁(18 月龄以上)

在安静的屋子里,大家闭上眼睛。让家中一个人说一句话,说话者可以随意模仿老人、孩子或他人的声音。请幼儿猜猜是谁在说话。

4. 不用锐利工具掏耳,防止损伤外耳道和鼓膜

用锐利工具掏耳,可能会引起外耳道感染或戳伤鼓膜。一般情况下,成人外耳道分泌物(耵聍)会因口腔运动(咀嚼、吞咽、说话等)自然脱落,随着身体的活动排出体外。

婴幼儿口腔运动能力较差,耵聍自然脱落的可能性小,尤其是油性分泌物就更难自行排出。若长期不清理,可能会使耵聍堆积过多,发生栓塞,影响听力;一旦进水,耵聍泡涨,还会引发外耳道炎,因此要定期给婴幼儿清理外耳道。可以在每次洗澡、游泳过后,用棉签在外耳道口(外三分之一)转一转,既清理了耵聍,又能及时吸干进入外耳道的水。

清理外耳道时注意:

● 确保操作时不被打扰或被碰到。

● 不要掏得太深,以免戳伤鼓膜,引起听小骨移位等,造成严重后果。

- 不要家人共用一个挖耳工具,以免造成真菌传染。

- 根据婴幼儿外耳道口的大小选择粗细适当的棉签,太粗的话,有可能把耵聍捅到深处。

另外,家长要注意观察婴幼儿耵聍的变化,如果耵聍由原来的干性慢慢变得湿了,量也大了,有可能是患上了外耳道湿疹或外耳道炎,需及时就医。

5. 预防中耳炎

保持外耳道清洁干燥,注意洗澡、游泳时的保护,不要让脏水进入耳朵。不要躺着进食、喝水。一旦有水进入,及时擦干。若耳内进水,可将头偏向有水的耳朵一侧,用手掌压紧有水的耳朵,然后迅速把手拿开,反复几次,可将水吸出。

此外,要加强锻炼,注意营养,预防感冒的发生。正确擤鼻涕(按住一侧鼻翼,擤另一侧,擦拭干净后换另一侧,千万不能双管齐下)与正确掏耳朵都是预防中耳炎的良策。

6. 减少环境中的噪声,听到巨响捂耳张口

噪声除了会给人带来不适感,更重要的是可能会给婴幼儿带来终身的、不可逆转的伤害。噪声会使内耳毛细胞受到损害。短暂接触噪声所受的损害可以恢复,长期的持续的噪声可能会造成不可逆的损伤,导致听力下降,甚至耳聋。没有音调的响声,如飞机起降,装修的电钻声等;突然的高强度爆破声,如烟花爆竹声、枪声等,都是噪声。音乐声过大、过强、过重,也会成为噪声。一般来说,如果声音在 60 分贝以上,就是噪声。

婴幼儿的生活环境要尽量避免噪声。音响声音太大,亲友聚会的喧闹,成人的争吵与训斥等,都是噪声的来源。另外,不要让婴幼儿戴耳机听音乐,不要带婴幼儿去 KTV,幼儿连续练习管乐器的时间不要太长(不要超过 1 小时)。

教会幼儿听到很响的声音要捂耳张口,使鼓膜内外压力平衡,保护鼓膜不被震破。

7. 不乱用药物

药物使用不当,有可能造成婴幼儿神经性耳聋。婴幼儿要避免使用某些抗生素,如庆大霉素、链霉素等。

三、婴幼儿触觉器官(皮肤)的生长发育特点与家庭教育指导

(一) 皮肤的结构与功能

皮肤覆盖于人体表面,是人体最大的器官。皮肤从外而内分别是表皮层,真皮层,皮下组织。皮肤表面有毛发、指甲(趾甲)、汗腺、皮脂腺等附属物。

1. 皮肤的结构

皮肤的最外层是表皮。表皮的最外层是一层已死亡的表皮细胞,称为角质层;表皮的最

内层是生发层。生发层的细胞具有很强的增殖能力,增生的细胞逐渐向表层推移,形成表皮的各层细胞。生发层内有黑色素细胞,能产生黑色素,黑色素含量的多少,决定皮肤颜色的深浅。表皮之下为真皮。真皮比较厚,真皮内含有丰富的血管、淋巴管和神经,还有毛囊和汗腺。真皮下为皮下组织,主要成分为脂肪组织。皮下脂肪的厚度随个体年龄、性别及身体部位的不同有很大差异。

2. 皮肤的功能

皮肤是人体的屏障,起着保护机体、代谢、分泌与排泄、调节体温、感觉与吸收等作用。

保护机体:皮肤的结构坚韧、柔软、富于弹性,能防御和缓冲外力打击、摩擦和挤压等机械性损伤。皮肤可以形成某些具有抗菌作用的物质,抑制和杀死细菌。表皮内的黑色素可吸收阳光中的紫外线,可以避免紫外线穿透皮肤而损伤内部组织。

代谢作用:皮下 7-脱氢胆固醇在阳光紫外线的作用下,能转化成维生素 D。

分泌与排泄:皮肤中皮脂腺分泌皮脂,皮脂使皮肤和毛发滋润;汗腺可以分泌汗液,通过排汗来排除体内的水分、无机盐、尿素等。

感觉作用:皮肤中的真皮层内有丰富的感觉神经末梢,能感受冷、热、痛、痒、压、触等刺激。新生儿已有痛觉,但较迟钝,对温度很灵敏;2~3 岁时能区分软、硬、冷、热等。

调节体温:皮肤通过排泄汗液可起到调节体温的作用。体温过高时,皮下血管扩张,汗液分泌增多,可使体温降低;外界寒冷时,皮下血管收缩,汗液分泌减少,可减少体热散发,以此来保证体温的恒定。另外,皮下脂肪有保温作用。

吸收作用:有些物质可以通过皮肤吸收,如酒精和某些药物。

(二) 婴幼儿皮肤生长发育的特点

1. 保护功能差,易受损伤和感染

婴幼儿皮肤的表皮较薄,很多部位的角质层尚未形成,抵抗病菌感染能力较差,易发生甲沟炎等皮肤感染。婴幼儿皮肤柔嫩,皮下脂肪少,抗击外力作用较差,磕碰时易受损伤。婴幼儿皮脂分泌较少,秋冬季皮肤易发生皲裂。

2. 体温调节功能差,冬天易感冒,夏天易中暑

皮肤具有散热和保温双重作用,在体温调节方面起着重要作用。婴幼儿皮肤表面积相比成人更大,皮肤里毛细血管较密,通过皮肤的血量相对比成人多,易散热。若环境温度过低,婴幼儿易着凉感冒。由于婴幼儿汗腺发育不完善,环境温度过高,往往不能很好地散热,易中暑。

3. 吸收功能强

婴幼儿皮肤薄嫩，对苯、酒精、有机磷农药等的吸收作用强。

（三）婴幼儿皮肤生长发育的家庭教育指导

1. 保持皮肤的清洁与滋润，预防皮肤病的发生

清洁而完整的皮肤具有抗菌作用。要保持婴幼儿皮肤清洁，最重要的是及时清洗。每天清洗皮肤裸露的部分，定期洗澡、修剪指甲以及更换衣物、床单等。还要防痱、防晒、防蚊虫叮咬等，以保护婴幼儿娇嫩的皮肤。

（1）皮肤的清洁与滋润

① 清洁与润肤要求

夏天每天都要洗澡；冬天根据习惯可以每天洗澡也可以两三天洗一次，至少每周洗一次。冬天洗澡时，室温不要低于 26 摄氏度，水温最好不高于 40 摄氏度，水温过高，会使婴幼儿皮肤变得粗糙、敏感。不建议每天全身使用沐浴露，出汗多的皱褶部位（脖子、腋下、大腿根等）可以适当用弱酸性沐浴露。一定不能搓澡。面部、口周、鼻周、尿布区等部位每天需要多次清洗，比如婴幼儿哭后需及时擦干眼周、鼻周，吃东西、吐奶后要及时清洗。

清洁后及时（最好 3～5 分钟之内）、足量涂抹润肤品。润肤品的量要足，时刻保持婴幼儿皮肤滋润柔滑。如果抹完润肤品，过一会儿皮肤就粗糙了，甚至能看到一些明显的皮屑，说明涂抹的量不够，或产品滋润度不够，需反复涂抹。一般情况下，洗澡后全身涂抹，每天一次，面部、口周、鼻周、尿布区等多次清洗的部位，每次洗完都要及时涂抹。新生儿大便后每次要清洗臀部（37 摄氏度温水清洗后用毛巾吸干水分，涂抹护臀膏），预防红臀。

② 婴儿洗浴的方法

将婴儿衣服脱光，用浴巾裹住其全身，成人坐在小椅子上，婴儿仰卧在成人左侧大腿上，成人用左臂和手掌从后托住婴儿的头和颈部，婴儿的下半身固定在成人的左臂弯和腰身之间（见图 2-8-3）。用左手的拇指和中指按住婴儿的两个耳郭使之反折，堵住耳孔以防进水。小毛巾沾湿，按照眼睛、嘴巴、鼻子、面额、耳朵的顺序擦洗脸部。然后抹少许洗发液洗头部，用清水洗净并擦干。

解开包裹的浴巾，轻轻从脚开始将婴儿放入水中，

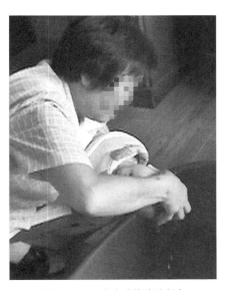

图 2-8-3 新生儿擦洗脸部和洗头部的常用姿势

成人左臂托住婴儿的头、背和腋窝,从颈部开始,依次清洗上身、下身,注意颈部、腋窝、肘窝、大腿沟等皮肤皱褶处,以及手心、手指缝和脚趾缝,翻过身来洗背部和臀部(见图2-8-4)。洗完立即用浴巾包裹婴儿,轻轻拭干。

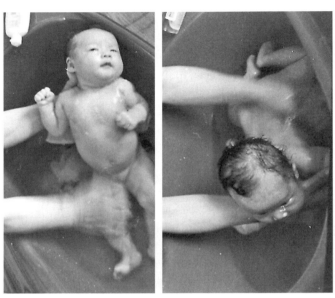

图 2-8-4 婴儿洗浴

新生儿脐带未脱落前,洗澡时上下身要分开擦洗,不要将其放入水中,以免打湿脐带。浴后要注意脐带残端的护理与消毒。消毒时,用一只手提起结扎脐带的绳子,另一只手用棉签蘸上75%的酒精溶液,由内而外擦拭。脐带消毒工作一般每日1~2次,要坚持到脐带脱落后的数日,直至肚脐周围完全没有分泌物为止。

(2)修剪指甲

为了预防婴幼儿抓伤自己或他人,应及时给其修剪指甲。修剪指甲须使用婴儿专用指甲刀,可在婴儿睡着时剪,修剪成圆形且要光滑,指甲两侧不要过度修剪,以预防甲沟炎的发生。穿鞋走路的幼儿的大脚趾,比较容易因鞋的挤压而发生甲沟炎。另外,指甲缝里的脏东西要用湿纸巾擦,千万不要用牙签等尖锐物往外挑。

(3)衣物清洁

婴幼儿的尿布、内衣、床单、被褥要保持清洁。婴幼儿衣物清洗要用专用洗涤剂,单独手洗,暴晒晾干,可以有效杀菌、除尘螨。长时间放置的衣物使用前,需要重新洗涤、晾晒。除了暴晒,用60摄氏度以上的水烫洗也能起到杀菌除螨的作用。

(4)防痱、防晒、防蚊虫叮咬

起痱子是婴幼儿最常见的皮肤问题。预防痱子要保持室内通风凉爽,湿度适宜,减少出汗;每天洗澡、换衣服;洗澡后可在皮肤皱褶处轻擦痱子粉(爽身粉),保持皮肤干爽。痱子粉不要太多,避免粉末飞扬,呛入呼吸道。另外,注意婴幼儿痱子粉中不能含苯酚、薄荷、樟脑等成分,女孩外阴使用的痱子粉,不要有滑石粉的成分。同时要特别注意,在脐带伤口未愈合之前,小心痱子粉不要落到伤口处,如发现伤口处有异物,则应立即擦拭干净。

不要长时间暴晒及剧烈运动。避免夏季上午 10 点至下午 4 点出门,这个时间段紫外线最强烈。外出注意打伞、戴帽子。半岁以上婴幼儿可以选择物理防晒霜(主要成分是氧化锌,二氧化钛)。长时间在室外,选择婴幼儿专用高倍防晒霜,每 3～4 小时补涂一次,所有裸露皮肤都要涂抹,包括头发稀少或光头的头皮、耳后等处。使用时均匀拍开,预防皮肤晒伤。防晒霜需要用婴幼儿专用洁面皂卸掉,卸后润肤。长时间剧烈运动,会导致大量出汗,也会引起出痱子,因此活动要适度,避免大量出汗。

科学选用婴幼儿专用驱蚊产品,预防蚊虫叮咬。

2. 科学选择与使用沐浴用品、护肤品,以防有害物质侵入

婴幼儿皮肤薄嫩,吸收性强,更易吸收有害物质。因此,沐浴用品、护肤品一定要慎重选择。婴幼儿宜选用无酒精、无香料、无防腐剂,不易致敏的清洁护肤用品。三个月之内的婴儿,由于眨眼反射还没有完全建立,建议用无泪配方的沐浴露。

根据不同季节及婴幼儿皮肤的具体情况,选择润肤程度不同的护肤品。一般春夏可以用润肤露、润肤乳;秋冬选择润肤霜、润肤膏。婴幼儿的皮肤越干,要求产品的滋润度越高。宜选择弱酸性配方产品,因为皮肤表面的 pH 值也为弱酸性,碱性太强会损伤皮肤表面的屏障,容易加重皮肤干燥,甚至导致过敏。不要给婴幼儿使用美白产品,美白产品成分比较复杂。

对于皮肤非常敏感的婴幼儿,为预防出现过敏现象,产品使用之前,可先在耳后(或前臂内侧)抹一点试试,24 小时没有出现红肿、瘙痒,说明产品安全,可放心使用。

护肤品要在保质期内使用,封盖避光保存,开封后最好半年内用完。次抛型产品按规定时间用完。

另外,不要给婴幼儿染发、烫发、涂口红、染指甲等,以免刺激皮肤,吸收有害物质。

3. 注意衣着卫生

首先,婴幼儿衣帽以棉质、浅色、纯色为宜,尤其贴身衣物。婴幼儿皮肤十分娇嫩,体温调节能力差,出汗多,棉质的衣物柔软、吸湿、透气性强。有人认为,丝绸透气性很好,尤其夏天,可以为婴幼儿选择真丝制品,但丝织品中含有蛋白质成分,易使过敏体质的婴幼儿发湿疹。浅色的衣服因为没有过多的染料,可减少致敏。

其次,婴幼儿衣物做工要精细些,接缝等要平整、柔软,内衣无纽扣、拉链。

第三,衣服应宽松,样式简单大方,适宜肢体活动。新生儿可以选择斜开襟系带的;小婴儿可以选择连体衣；婴儿大一点可以穿背带裤，免得露出小肚皮。注意扣子一定要光滑无棱角，男孩裤前口不要有拉链，以免伤及婴幼儿娇嫩的肌肤。衣服上最好不要有太多装饰，尤其不要有硬的、金属的装饰物，以免婴幼儿抓下来，造成体内异物，发生危险。

总之，婴幼儿的衣物要做到冬天能防寒保暖，夏天能吸湿透气，以安全、宽松、舒适，方便穿脱与活动为宜。根据气温变化，随时增减衣物。当然冬天衣物也不宜穿着过多，尤其北方冬季有暖气，室内温度较高。户外活动时，注意保暖的同时要充分考虑婴幼儿活动的便捷性，穿着太多会妨碍婴幼儿活动，同时也不利于机体适应能力的提高。购买婴幼儿衣物时可关注标签上的成分是否是纯棉，等级最好是一等品或优等品。

4. 提供适宜的皮肤刺激，丰富婴幼儿的触觉体验

婴儿出生后，为丰富其触觉体验，家人除了用温暖的双手为其抚触外，还可以借助一些不同质地的材料，让婴幼儿感受不同的刺激。比如，用纱巾从婴儿全身拂过或是轻轻摩擦，也可以换成不同质地的布料试一试，让婴儿摸一摸，抓一抓。用羽毛轻轻扫婴儿皮肤，用羽毛带柄的一端或用按摩球在婴儿的皮肤上轻点……需要注意的是，运用这些材料时，应从身体不太敏感的地方开始，逐渐到相对较敏感的部位（如先四肢后头面部），根据婴儿的反应，力度由轻逐渐加重，时长由短到长。

对于大一点的可以四处活动的幼儿，可以为其准备专门的"感觉体验区"（把塑料、橡胶、布、毛线等不同材质的球放在一个大澡盆里，幼儿可以爬到里面尽情玩耍）。再大一点的幼儿还可以在沙坑里、游泳池里玩耍，享受玩沙、玩水的乐趣，建立丰富的触觉体验。

5. 加强锻炼，提高肌肤抗病力

体育锻炼和户外活动，比如"三浴锻炼"，可提高皮肤调节体温的能力，增强对冷热变化的适应性。

冷水浴时，低温的水及较强的水流不仅可使全身体温调节功能反应加快，使皮肤血管先收缩后舒张，促进全身血液循环，改善心肺功能；而且能增强体温调节功能，使机体能抵制外来的冷热侵袭，不易感冒；同时可以清洁皮肤，消除疲劳，防止皮肤病的发生。

空气浴中新鲜的空气含有充足的氧气，吸入体内可促进心肺功能；空气的温度、湿度和气流能刺激人体皮肤感受器，通过大脑神经系统的反射作用，提高机体体温调节功能。

日光浴时，阳光中的红外线能使血管扩张，促进新陈代谢；皮肤中的 7-脱氢胆固醇在阳光紫外线的照射下可以转化成维生素 D，促进钙的吸收，预防佝偻病。

（1）冷水浴的实施

① 周岁内婴儿可行温水浴

水温 34 摄氏度至 36 摄氏度，冬春季节每天一次，夏秋季每天两次。

② 半岁以上婴幼儿冷水擦浴（最温和的冷水锻炼）

一般于清晨在床上进行，用湿毛巾先擦上肢，再用干毛巾擦至皮肤发红为止。随后按胸、腹、侧身、背和下肢的顺序进行。全部时间为 5～8 分钟。最初水温 32～35 摄氏度，以后逐渐降至 24～26 摄氏度，室温不低于 20 摄氏度。

③ 2 岁左右幼儿冷水洗脸、洗脚

开始时水温 30 摄氏度，以后降至 16～20 摄氏度。每天早晚各一次，洗完后用干毛巾擦干。

④ 3 岁以上幼儿冷水冲淋浴

开始时水温 35 摄氏度，每隔 2～3 天降低 1 摄氏度，逐渐降至 28 摄氏度。先上肢，然后胸背及下肢，不可直接用冷水冲头部。每天冲淋 1～2 次，每次不超过 5 分钟。浴后用干毛巾擦干全身至皮肤微红。室温不低于 22 摄氏度。

⑤ 5 岁以上幼儿游泳（全面的冷水锻炼）

室外气温在 26 摄氏度以上，水温不低于 22 摄氏度。开始下水时间为 3～5 分钟，逐渐延长至 10～20 分钟。整个过程必须有成人指导和看护。

冷水浴最好从夏季开始，锻炼情况因人而异，如果婴幼儿出现寒战应立即停止，并做好保暖，加强观察。

（2）空气浴的实施

① 从接触冷空气开始（一般 1 岁半以内开始）

冬春季节出生的婴儿，2～3 个月大即可开始空气浴。可以从室内开始，室温不低于 20 摄氏度，给其换完尿布，露着腿躺 1～2 分钟，再包上。慢慢延长时间，至每次 5 分钟左右。当室外温度在 0 摄氏度以下时，可以在室内将婴儿包好，露出脸部，打开窗户，将婴儿抱到距离窗口 1～2 米远的地方接触冷空气，每次 15 分钟，以后逐渐增加到 1 小时。

夏天出生的孩子，从 3～4 周就可以开始接触冷空气。抱到室外，初次 15 分钟，以后逐渐增加到 1 小时。

② 适应冷空气（冷空气锻炼坚持到 1 岁半，就可开始冷空气浴）

幼儿尽量少穿衣服，去室外接受冷空气的刺激。室外温度不能过低，一般在 22 摄氏度。开始时，可先在室内进行几次，再到室外。每日一次，每次 3 分钟，逐渐增加到每次 10～20 分钟。一般在早饭后半小时进行锻炼。一段时间后，外界气温可降低至 10 摄氏度。若见幼儿皮肤发紫、发花或有咳嗽、流涕，立即停止。

（3）日光浴的实施

婴儿满月后就可实施日光浴。可以面对开着的窗户，或抱到室外晒太阳数分钟。对 3～6 个月的婴儿，可在阴凉处进行日光浴。第一次晒太阳时间不超过 5 分钟，以后逐渐延长照射时间。1 岁以上幼儿可直接在阳光下玩耍、散步和睡眠,与做体操、玩游戏结合起来。

实施日光浴须注意:不能隔玻璃晒太阳。现有资料显示:隔一层玻璃,紫外线减少20％;隔二层玻璃,紫外线减少 80％。日光浴后不宜立即进餐与沐浴,应在阴凉处休息 3～5分钟,再进行擦身或水浴。

日光浴的最佳时间,春秋季为上午 10～12 时;夏季以上午 8～10 时为宜。室外温度以22～30 摄氏度为宜。

第九节　婴幼儿内分泌系统

一、内分泌系统的组成与功能

内分泌系统由内分泌腺组成。人体的腺体分为两类,一类是有管腺(外分泌腺),如各种消化腺及汗腺,其分泌物经导管输送到内脏的管腔或体表;另一类是无管腺(内分泌腺),其分泌物叫激素,由毛细血管和毛细淋巴管直接吸收进入血液循环,输送到全身。

人体重要的内分泌腺包括脑垂体、松果体、甲状腺、甲状旁腺、胸腺、肾上腺、胰腺、卵巢、睾丸等。对婴幼儿影响较大的内分泌腺主要有脑垂体和甲状腺。

(一)脑垂体

脑垂体是一种卵圆形小体,体积小,重量不足 1 克,位于颅腔底部,倒悬于下丘脑腹侧。脑垂体被称为"内分泌之王",能分泌多种激素,如生长激素、促肾上腺皮质激素等,调节人体的新陈代谢和生长发育,并能调节其他内分泌腺的活动。

(二)甲状腺

甲状腺位于颈前部甲状软骨两侧,分左右两叶,呈"H"形。甲状腺是人体最大的内分泌腺,重约 25 克。甲状腺分泌的激素叫甲状腺素,具有调节机体新陈代谢、兴奋神经系统、促进骨骼生长发育的作用。

二、婴幼儿内分泌系统生长发育特点与家庭教育指导

(一)脑垂体生长发育的特点及其对婴幼儿的影响

脑垂体在婴幼儿时期和青春期生长最为迅速,机能也最活跃。生长激素是脑垂体前叶

分泌的影响生长发育的一种最重要的激素。生长激素可以刺激长骨的生长板软骨细胞增殖,使长骨不断变长。生长激素一旦缺乏就会出现生长缓慢,甚至停滞的现象。因此,生长激素分泌异常会导致垂体性侏儒症和巨人症的发生。

垂体性侏儒症是生长激素缺乏而导致的生长发育障碍。患垂体性侏儒症的婴幼儿,出生时往往是正常的,2岁以后逐渐显现出生长迟缓,年龄越大,差距越明显。除身材矮小外(一般身高较同龄婴幼儿低30％,成人身高不及130厘米),出牙、囟门闭合明显延迟。身材比例匀称,智力正常。

巨人症是由婴幼儿时期脑垂体分泌的生长激素过多所致的。患巨人症的婴幼儿在幼儿时期开始生长过速,10岁左右已有成人般高大,可继续生长到30岁左右,身高甚至可高达240厘米,明显比一般人高大,肌肉发达,四肢粗壮,但往往动作笨拙。

如果成年人生长激素过多,则表现为肢端肥大症,可出现颅骨增厚、头颅及面容宽大、颧骨突出、眼眶上嵴突出、眼睑肥厚、下颌突出、牙齿稀疏和咬合错位、手脚粗大、驼背、皮肤粗糙、毛发增多、色素沉着、鼻唇和舌肥大、声带肥厚和音调低粗等现象。

(二)甲状腺生长发育的特点及其对婴幼儿的影响

甲状腺分泌的甲状腺素不仅调节新陈代谢,对骨骼发育与神经系统的发育也起着重要作用。如果甲状腺机能异常,会导致克汀病和甲亢的发生。

克汀病是胎儿或婴幼儿时期,由于甲状腺机能低下(甲状腺发育不全或缺乏合成某些甲状腺激素所必需的酶)所致,常常表现为智力低下,不同程度的听力障碍,身材矮小,身体比例不匀称(躯干长、下肢短),头大,脸宽,唇厚舌大,舌常拖出口外,伴有垂涎,鼻梁塌陷,鼻翼厚等,称为克汀病,也称呆小症。

成人甲状腺机能低下时,则会引起黏液性水肿,表现为代谢缓慢,体温低,心跳慢,全身浮肿,智力减退,表情淡漠等。

碘是甲状腺合成甲状腺素所必需的原材料。如果人们长期饮食缺碘,甲状腺素的合成减少,通过反馈作用会使脑垂体前叶分泌较多的促甲状腺激素,从而使甲状腺代偿性增生、肿大,以增加甲状腺素的合成,造成地方性甲状腺肿(大脖子病)。若孕妇缺碘,胎儿甲状腺素的合成就会减少,严重影响胎儿的中枢神经系统,尤其是脑的分化、发育,可导致宫内发育停滞、流产、畸形,出生后则为呆小症。

甲亢是甲状腺功能亢进的简称,主要表现为突眼,多汗,心率、呼吸快,脾气急躁,易激动,基础代谢率增加,食量增加,身体消瘦。婴幼儿患甲亢比成人少得多,得病的大多数是6岁以上的儿童。

（三）婴幼儿内分泌系统生长发育的家庭教育指导

1. 合理安排一日生活，保证充足有规律的睡眠

生长激素的分泌呈脉冲式节律，间隔一段时间会出现一个脉冲，其中占全天分泌量一半以上的分泌峰值与夜晚深度睡眠相关；夜晚进入第一个深度睡眠的时期就是一天中最主要的生长激素分泌高峰期。有研究发现，当婴幼儿夜间深度睡眠 1 小时后，生长激素的分泌量超过白天的 5～7 倍。深度睡眠的质量会影响分泌峰值，规律睡眠是保证睡眠质量的至关重要因素，有研究指出，一次不规律的过晚入睡会影响到深度睡眠质量，从而使得分泌峰值降低。

此外，体育运动可以刺激生长激素的分泌，同时运动引起的疲劳还有利于提高睡眠质量。

因此，要合理安排婴幼儿的一日生活，养成良好的生活习惯，做到动静交替、劳逸结合、开展适当的体育运动，作息有规律并创造良好的睡眠环境，保证婴幼儿拥有高质量且充足的睡眠，促进生长激素的分泌，保证婴幼儿骨骼的正常发育。

2. 提供合理膳食，注意饮食中碘的摄入

克汀病是完全可以预防的。孕妇可以常吃海带、紫菜等含碘丰富的食物以预防胎儿患克汀病。在缺碘地区，可采用加碘食盐，以增加碘的摄入量。1 岁以内的婴儿通过母乳可以满足碘的需要，但要保证乳母碘的摄入充足，一般乳母每天碘的推荐量是 240 微克；1 岁以上幼儿每天碘的推荐量为 90 微克。

3. 重视出生后的健康筛查，加强日常观察与身高监测

婴幼儿甲状腺机能低下筛查是早期发现甲状腺发育异常的最重要途径。婴幼儿甲状腺机能低下发现得越早，接受治疗越及时，对智力和体格的损伤程度越低。如果在 1 周岁以内，婴儿通过及时补充甲状腺素，可使脑机能得到很大程度地恢复甚至完全恢复正常，超过 1 岁以后即使补充大量甲状腺素，也不能使脑机能恢复正常。

日常要善于观察婴幼儿的容貌与表现，及早发现某些方面的"与众不同"，及时就医，接受诊治。

身高监测对及时发现生长激素分泌异常十分有帮助。自婴儿出生后，就应对其身高进行科学管理。3 岁之内每 3 个月测量一次身高，3 岁以后每半年测量一次，并把结果记录在身高生长曲线图上，通过曲线走势分析婴幼儿的身高增长是否正常，如有问题，及时就医，以免错过医治的最佳时机。

思考题:

1. 根据婴幼儿机体各系统生长发育的特点,谈谈在家庭与早教机构中,如何做好保教工作。

2. 户外活动和体育锻炼在婴幼儿身体健康发育中的意义有哪些?

3. 查文献,了解国内外婴幼儿照护的理念与措施。

4. 调查婴幼儿眼睛发育的现状。

5. 调查婴幼儿牙齿生长发育的现状。

第三章　婴幼儿心理发展特点与家庭教育指导

婴幼儿心理发展是儿童心理发展的关键部分,为婴幼儿后续发展奠定重要的基础。家庭是婴幼儿教育的主要场所,家长作为婴幼儿的第一任老师,其教育指导会影响孩子的一生。了解婴幼儿心理发展,不仅可以帮助家长树立正确的教育观念,掌握科学的家庭教育方法,更有助于为婴幼儿成长夯实基础。

第一节　婴幼儿认知发展

认知是全部认识过程的总称,是个体对客观世界和主观世界的认识活动,包括感知觉、注意、记忆、语言、思维、想象等过程。

皮亚杰(Jean Piaget)将认知发展划分为四个阶段,其中感知运动阶段中婴幼儿的认知发展过程主要是感觉和动作的分化,他们用感觉器官来感受身边的世界,通过感觉、行走、触摸来使自己获得各种能力和技巧。蒙台梭利(Maria Montessori)也认为感觉训练能够让婴幼儿的感觉器官变得更加敏锐,能够培养婴幼儿的观察能力、判断能力、专注力和意志力,在协调和完善婴幼儿的身体功能方面起着非常重要的作用。

一、婴幼儿的感知觉发展与家庭教育指导

美国著名心理学家威廉·詹姆士(William James)说过,婴儿一生下来,眼睛、耳朵、鼻子、皮肤和内脏就同时受到刺激,他们感觉全世界都闹哄哄的,一片混乱。事实上,在胎儿时期,感知觉就飞速发展,在婴幼儿早期的认知活动中,感知觉占有主导地位,甚至有些感知觉在婴儿时期就接近成人的水平。

(一)视觉

视觉是人类最重要的感觉通道,是婴幼儿获得信息的重要渠道。有研究发现,视觉最初发生的时间是在孕中期,4～5个月的胎儿就能够对照射在母亲肚子上的强光做出视觉反应。

刚出生的新生儿能够立即察觉光亮,并且能够区分不同明度的光。

1. 视敏度

视敏度是指精确辨别细微物体或远距离物体的能力,也就是发觉对象在体积和形状上最小差异的能力,即一般所谓的视力。

婴儿一出生就能看见物体,但由于新生儿视网膜细胞和脑中的视觉神经中枢尚未发育成熟,调整视觉焦点的晶状体肌肉还不够有力,所以其视敏度较低。美国心理学家范茨(Fantz)曾利用不同宽度的黑白条纹测量婴幼儿的视敏度。有研究发现,新生儿的视敏度在20/200至20/600的范围内,即新生儿需在1米处才能看清具有标准视力(20/20)的成人在30米处能清晰看到的物体。但婴幼儿视敏度提升很快,2月龄时视敏度约为20/300,4个月时约为20/160,6个月时约为20/100或更好,8个月时约为20/80,1周岁时视力接近成人。新生儿最佳视距为20厘米左右,相当于母亲抱着孩子喂奶时,母亲的脸距离婴儿眼睛的距离。

2. 颜色视觉

颜色视觉是指辨别颜色细微差异的能力,也称为辨色力。婴儿的颜色视觉发展十分迅速。出生后2个月,婴儿能够区分视觉正常的成人所能区分的大部分颜色;4个月时,婴儿就能够在光线条件差异较大的情况下正确辨认颜色;5个月左右,婴儿的颜色视觉已接近成人水平。众多颜色中,婴幼儿辨别红、黄、绿三种颜色的正确率最高,甚至能够对色谱中的颜色按组别进行分类。随着年龄的增长,婴幼儿逐渐能将颜色与颜色名称联系起来,颜色的概念也随之发展起来。

3. 视觉偏好

视觉偏好是指婴儿注视某一特定目标的时间明显超过其他目标的现象。若婴儿注视某一物体时间较长,就可以假定,婴儿喜欢此物体。在与婴儿相关的研究中,最有效的行为度量是他们的注视行为。1961年,美国心理学家范茨所采用的基于婴儿注视行为的实验,是婴儿知觉研究的经典实验之一。范茨选取了18名出生10小时至5天的新生儿作为实验对象,分别在他们面前呈现人脸、同心圆、报纸以及不同颜色的复杂图案,结果发现新生儿观看人脸的时间最长,他们更喜欢人脸与更加复杂的图形。此外,还有大量研究表明,在婴幼儿的视觉偏好中,曲线胜过直线,三维图形胜过二维图形。

在家庭中,成人可以给予婴幼儿更多的视觉刺激,通过视觉训练感知世界、学习接收信息和处理信息,能够更好地促进婴幼儿的智力发展。

早期的视觉训练刺激活动主要是注视和追视活动。注视活动能够锻炼婴儿的颜色视觉、注意力及空间感知能力。可以选择不同颜色及形状的图案,放在距离婴儿15～20厘米处,让婴儿练习注视,每次 20～30 秒,展示的方式、图案及位置可以经常变换,让婴儿保持新鲜感;也可以在婴儿床周围挂上五颜六色的装饰玩具,促进婴儿颜色视觉的发展。追视活动则可以选择一个婴儿喜欢的玩具,放在婴儿眼前 20～30 厘米处,待其注视后,从左到右、从上到下、由远及近缓慢移动,让婴儿的视线追随玩具移动,在此过程中要注意经常变换位置和方向,注意时间。如在练习过程中婴儿出现对眼的情况,家长也不要着急,可以让婴儿休息一下。

母亲在喂奶的时候,也可以对婴儿进行视觉训练,刚出生的婴儿最喜欢母亲微笑的脸庞,可以随时转换抱孩子的位置,或者对婴儿做表情,使婴儿的目光移动,有助于其眼部肌肉的发展。家庭中,要多给婴儿足够的刺激,婴儿的视力就会得到相应的提高和发展。

(二) 听觉

1. 听觉的发生

早在胎儿时期,个体就具备了听觉能力。有研究表明,人类胎儿 5 个月时已显现听力的萌芽。

2. 声音的偏好

与视觉偏好一样,新生儿也存在声音偏好。研究发现,1～2 个月的婴儿在听到有规律且和谐的音乐时,情绪状态较好,而听到杂乱无章的噪声时,情绪会变得暴躁。新生儿最喜欢听到频率为 1 000～3 000 赫兹的声音,人类说话时的声音恰好就在此范围内,所以新生儿喜欢人类说话的声音,尤其是母亲的声音。2 个月以上的婴儿对优美且舒缓的音乐表现出极大的偏好,4 个月大的婴儿对自己的名字有所偏好,6 个月大的婴儿表现出对母语的偏好。在家庭中,成人也可以根据婴幼儿对声音的偏好,选择适宜的音乐对婴幼儿进行听力训练。

3. 声音的识别与定位

婴儿时期,个体展现出对声音的偏好,还能够分辨不同的声音,对人类语言尤其敏感。1 个月大的婴儿能够分辨"pah"和"bah"之间的细微差别,但随着年龄增长,他们逐渐失去这种辨别能力。2 个月大的婴儿能够分辨出不同人说话的声音。3 个月大的婴儿能够分辨不同情绪的声音。此外,婴幼儿还能区分两种不同的语言。

个体在胎儿期就展现出对音乐的感知能力且对音乐的节奏十分敏感,出生后的婴儿可以分辨出在胎儿时期听过的音乐,当听到"熟悉"的音乐后,会表现出平静、愉快的情绪。当有声音出现时,婴儿会看向声音传来的方向,7 个月大的婴儿还能够利用声音来判定物体的远近。

在家庭中,大多数成人面对婴幼儿时会展现出"妈妈语",这种语言形式具有语速慢、声音高、声调夸张的特点,能够吸引婴幼儿的注意。利用好"妈妈语"的特性,给予婴幼儿积极的听觉刺激,能够帮助婴幼儿学习语言。婴幼儿的听觉训练主要有追声溯源、音乐训练、亲子阅读三种形式。

追声溯源,即在婴幼儿清醒时,利用可以发声的物体,训练婴幼儿的声音辨别能力和方位感。在训练之初,可以在婴幼儿的视线内进行,在发出声响后,让婴幼儿寻找声音的来源。可以变换距离和位置,让婴幼儿感受不同声音来自不同的方向和距离。还可以收集不同动物、不同交通工具和大自然中不同的声音,播放给婴幼儿听,丰富他们的经验。

音乐训练,是给婴幼儿播放轻柔、舒缓、有节奏的音乐,让婴幼儿在音乐声中感受音调和节奏。在听音乐的过程中,婴幼儿会根据音乐的节奏想象画面,对婴幼儿的想象力和创造力也有极大的帮助。

亲子阅读,即家长将婴幼儿抱在怀里,共同阅读图书。可以利用简单、夸张的语言向婴幼儿讲述故事内容,这不仅能增进亲子关系,还有助于培养婴幼儿的阅读习惯。

(三)触觉、痛觉、嗅觉与味觉

1. 触觉

新生儿的触觉主要集中在嘴巴周围、手掌和脚心部位。早期的口腔触觉是婴幼儿探索和学习的主要方式,婴幼儿利用嘴部吸吮来感受物体,识别物体的材质、大小、软硬。再大一些,口腔触觉逐步延伸至手掌,他们开始用双手探索世界,他们用手把物体拿到眼前仔细观察,或抚摸,或摔打,或是再放进嘴里进一步探索。触觉对于婴幼儿身心发展至关重要,不仅可以刺激他们的身体发育,摇晃、抚摸和拥抱等还可以刺激婴幼儿大脑特定化学物质的产生,会对婴幼儿产生镇静作用。

2. 痛觉

婴儿从出生开始,就具有感受疼痛的能力,当感到疼痛时,他们会出现心跳加快、出汗、面部表情痛苦、哭声的强度和声调发生变化等现象。但由于新生儿神经系统发育不完善,痛觉反应会出现延迟,例如,新生儿在打针数秒后才会出现痛苦反应。

3. 嗅觉

婴儿的嗅觉十分敏锐,他们偏爱好闻的味道,当他们闻到奶油、水果或巧克力味时会出现愉快、轻松的情绪。不仅如此,婴儿还能够识别熟悉的气味,出生后1～2周的婴儿就能够区分母亲与其他人的气味了。

4. 味觉

味觉是新生儿出生时最发达的感觉,新西兰科学家艾伯特·利莱通过一个简单的实验证明了胎儿4个月时就出现了味觉：他在孕妇的羊水中加入糖精，羊水有了甜味，发现胎儿会以高于正常1倍的速度吸入羊水；而当他向子宫内注入味道不好的一种油时，胎儿立即停止吸入羊水，并在腹中乱动，表示抗议。新生儿能够分辨几种基本的味道，这是因为胎儿在3个月时味觉就开始发育了，6个月时就发育得相当不错。胎儿期母亲的饮食，会影响婴幼儿的味觉偏好，如母亲在孕期喜欢吃西红柿，孩子会对西红柿的味道产生特定的偏好。刚出生的新生儿最讨厌咸味，而到了4个月左右时，他们会开始喜欢上咸味。人类的味觉系统在婴儿期和儿童期最为发达，以后就逐渐衰退了。

家庭中，可以让婴幼儿品尝不同味道的食物，为婴幼儿提供适宜的感知体验，促进其多感官的发展。

（四）空间知觉

空间知觉是物体形状、大小、远近、方位等在人脑中的反应，是对空间关系的特性反应。

1. 知觉恒常性

知觉恒常性是指在感觉刺激的不断变化下，个体对物理世界的知觉仍保持不变，主要包括大小恒常性和形状恒常性。

大小恒常性是指物体无论在视网膜上成像大小如何变化，基于对物体长度、面积、体积的辨别，个体仍可以把它看作是同一个物体。大小是相对的，婴幼儿对物体大小的知觉，蕴含着辩证思维的萌芽。

形状恒常性是指客体形状在一定范围内发生变化后，个体仍将它看作同一个形状。比如，无论成人展现出任何表情，脸部如何扭曲，个体仍能将他知觉为同一个人。婴幼儿对物体形状的辨别发展较快，研究表明，婴幼儿最容易辨认的图形是圆形，最难辨认的图形是菱形。

2. 深度知觉

深度知觉是判断不同对象之间高低远近距离的一种能力。美国心理学家沃克和吉布森（Walk & Gibson）设计的"视崖实验"，说明6个月的婴儿就已经具备深度知觉。

当然，在婴幼儿时期，个体的空间知觉发展得还不精确，可以通过拼搭积木、拼图、散步等活动提高其空间知觉能力。

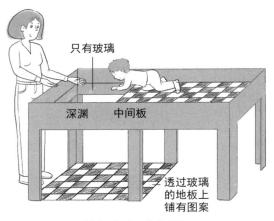

图 3-1-1 视崖实验

二、婴幼儿的注意发展与家庭教育指导

注意是指心理活动对一定对象的指向和集中,是伴随着感知觉、记忆、思维、想象等心理过程的一种共同的心理特征。注意是婴幼儿认识世界、探索世界的重要手段。

(一) 注意的发生

人类一出生就具有最原始的初级注意,即定向反应,这是注意的萌芽。如面对强光时,婴儿会出现片刻的视线停留。这种本能的定向反应虽然不会随着年龄的增长而消失,但会随着年龄的增长而下降。婴儿的注意基本上都是无意注意,他们对急剧变化的外部刺激最容易产生注意,但若这种刺激常态化,他们就不太在意了。比如,新生儿很容易被邻居家的狗叫声吵醒,这说明新生儿已经注意到刺激的发生,产生了无意注意;几天之后邻居家的狗叫声就不会再困扰新生儿,他对狗叫声已经习惯了。注意的产生和习惯化不仅可以帮助婴幼儿认识到环境中潜在的危险,还能使婴幼儿不会在无意义的事情上浪费太多精力。

(二) 注意的有意性

婴幼儿的注意主要是无意注意,颜色鲜亮、动态化以及他们感兴趣的事物都能引起他们的无意注意,但随着大脑发育水平的提高,婴幼儿逐步显现出注意的有意性。10 个月左右的婴儿可将注意迅速转向新异的和显眼的事件。随着婴幼儿活动能力、言语能力及思维能力的发展,家长可以适当要求孩子完成力所能及的任务,完成任务的过程就是婴幼儿有意注意发展的过程。

(三) 注意的转移

注意的转移是有意识地将注意从一个对象转换到另一个对象上。婴幼儿年龄越小,注意转移的速度越慢。注意转移的快慢也与投入原对象的精力和新对象的性质有关,如果孩子刚刚玩过游戏,马上坐下来进行阅读,注意就很难转移过来。随着年龄的增长,婴幼儿管理注意的能力逐渐增强,能更迅速地转移注意。

(四) 注意的选择

新生儿喜欢简单的图形,对人脸也有很大的注意偏好。婴儿注意的选择性主要表现在:偏好母亲的脸胜于陌生人的脸,偏好曲线胜于直线,偏好对称的物体胜于不对称的物体,偏好复杂的刺激物。除此之外,随着婴幼儿感知觉及语言中枢神经的发育,他们注意的主题会越来越明确,注意的时间也逐步增长。

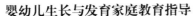

（五）注意的培养

注意对个体认知的发展非常重要，要为婴幼儿提供丰富的环境，在家庭教育指导中，家长可以适当地向婴幼儿提问，或要求婴幼儿完成力所能及的任务。比如，家长可以要求婴幼儿在玩好玩具后自己整理玩具，或者向婴幼儿提问"爸爸在哪里"，让婴幼儿用手指出来，这是培养婴幼儿有意注意的方法。

三、婴幼儿的记忆发展与家庭教育指导

记忆是个体对信息记录、储存和提取的加工过程。记忆是有阶段的，是从"记"到"忆"的过程，包括三个阶段：识记、保持和回忆。在婴幼儿成长过程中，记忆是最重要的心理活动之一，是婴幼儿心理活动在时间上得以延续的根本保证。

（一）记忆的发生与发展

婴幼儿的记忆主要包括再认和回忆，首先出现的是再认。研究人员发现，婴幼儿能够从刺激中区分出新刺激，这暗示婴幼儿有对旧刺激的记忆。出生几天的新生儿在听到胎儿时听过的音乐或故事时，能够停止哭闹，安静且愉快地倾听，这是比较清晰的关于胎儿期学习记忆的证据。5～6个月大的婴儿能在人群中分辨出母亲的脸庞，但此时再认保持的时间较短，若母亲离开一段时间，婴儿就不认得母亲了。

12个月左右的婴儿能够简短地观察成人摆弄新玩具，1个月后他们会出现模仿成人摆弄新玩具的行为。幼儿的回忆可持续更长的时间。一般来说，个体无法回忆起3岁以前的事情，这种无法回忆生命早期事件的现象被称为"婴儿期记忆缺失"。

（二）婴幼儿记忆的特点

1. 记忆快，遗忘快

婴幼儿的记忆速度非常快，主要是因为婴幼儿的神经系统发育迅速，可塑性强，受到刺激后易在大脑皮层留下记忆痕迹。此外，婴幼儿缺乏生活经验，许多事情都容易吸引他们的注意，所以记忆快。

但记得快的同时，也存在忘得快的问题。这是因为婴幼儿信息加工的能力弱，经验少，思维逻辑性差，理解能力较低。总的来说，婴幼儿年龄越小，记忆保持的时间越短，遗忘速度越快。

2. 无意记忆多于有意记忆

无意记忆是一种没有自觉记忆目的和任务，也不需要意志努力的记忆。婴幼儿记忆往

往以无意记忆为主,且记忆的内容主要取决于记忆对象是否让婴幼儿感兴趣,能否给婴幼儿留下强烈的印象。有意记忆是一种有预定目的和任务,按照一定的方法和步骤,经过努力才能获得的记忆。婴幼儿的有意记忆往往是被动的,是在成人的安排下完成的,随着语言、注意、思维的发展,逐步转变成有目标的记忆。有意记忆的出现标志着儿童记忆发展的质变。家庭中,要注意发展婴幼儿的无意记忆和有意记忆,一方面激发孩子的兴趣,促进无意记忆;一方面布置任务,帮助孩子提高有意记忆的能力和效果。

3. 形象记忆多于语词记忆

形象记忆是指借助事物的具体形象来进行的记忆,比如,我们眼中看到的花朵会留在我们的脑海中。语词记忆是利用语词为表达方式来进行的记忆,如唐诗、公式等。由于婴幼儿心理发展水平较低,所以形象记忆的效果优于语词记忆。随着婴幼儿语言能力和思维逻辑能力的发展,语词记忆能力逐步发展。在家庭中,家长可以将记忆的内容形象化、直观化,提高婴幼儿的记忆效果。

4. 机械记忆多于意义记忆

机械记忆是指不需要理解学习内容的意义和逻辑结构,单纯依靠简单重复进行识记的记忆方法。意义记忆指根据记忆内容的意义和内在逻辑,依靠已有经验产生联系的记忆方法,也称之为理解记忆。婴幼儿早期的"鹦鹉学舌"式的识字就是机械记忆,而随着思维能力的发展,婴幼儿能够在机械记忆的基础上进行理解加工,从而形成意义记忆。

(三)婴幼儿记忆的培养

培养婴幼儿记忆,要注意创设一个良好、轻松的环境,丰富生活内容,培养婴幼儿学习的兴趣和信心。通过游戏、玩具、歌谣刺激婴幼儿,逐步发展婴幼儿的有意记忆和记忆的精确性。

四、婴幼儿的语言发展与家庭教育指导

语言是以语音和符号为载体,词为基本单位,语法为构造的符号系统,是人类特有的思维工具。从出生起,婴幼儿就开始为说话做准备,尽管真正的语言要在 1 岁左右才出现。

(一)前语言交流

前语言交流主要发生在 0~1 岁,婴儿主要通过声音、面部表情、手势、模仿和其他非语言的方式与他人进行交流。这一时期是婴幼儿感知语言、学习语言的基础阶段。

前语言交流最明显的表现就是婴儿发出类似语言但没有意义的声音。这种咿呀学语是一种跨文化的普遍现象,如全世界不同国家的婴儿发出的笑声都是"ge-ge-"的音。婴儿在白天会接受来自周围环境的各种声音,他们一边倾听,一边模仿发出类似的声音。

吴天敏和许政援将该阶段的语音发展划分为三个阶段:简单发音阶段、连续音节阶段和学话萌芽阶段(见表 3-1-1)。

表 3-1-1　婴儿前语言阶段的语音发展三阶段

阶　段	时　间	特　点
简单发音阶段	0～3 个月	1 个月内偶尔吐露"ei""ou"等声音。 2 个月发出"ma"声。 3 个月出现更多的元音和少量辅音,辅音在以后逐渐增多。
连续音节阶段	4～8 个月	这时期婴儿发音明显增多并发出连续音节,如增加了"b,p,d,n,g,k"等辅音和"ba,da,na"等重复的连续音节。 这时出现的"ma-ma""ba-ba"等音常被成人误以为是在呼叫妈妈、爸爸,实际上这只是前语言阶段的发音现象。
学话萌芽阶段	9～12 个月	婴儿增加了更多的声音和不同音节的连续发音,音调经常变换,能经常系统地模仿成人,学习新的语音。有些音节开始与具体事物联系起来,这意味着婴儿获得了语言的意义联系,词语开始出现。

随着婴儿感知觉、记忆、思维能力的发展,卡普兰(Kaplan)等人则把该阶段的语音发展划分为四个阶段:哭叫阶段、唔唔咕咕阶段、咿呀学语阶段和标准化言语阶段(见表 3-1-2)。

表 3-1-2　婴儿前语言阶段语音发展四阶段

阶　段	时　间	特　点
哭叫阶段	0～1 个月	啼哭或类似发音,婴儿不同的哭声代表不同的含义。
唔唔咕咕阶段	1～5 个月或 6 个月	1 个月后,运用舌、口等发声器官进行发音。 2 个月后,婴儿开始发出一系列唔唔咕咕的声音,这些音大都是后元音。
咿呀学语阶段	6～10 个月	能够发出咿呀的声音,这些声音接近人类语言,且出现了声调。
标准化言语阶段	11 个月后	婴儿所发出的音不再繁杂多样,而只限于几种。这是真正的语言发展的最初阶段。

(二)婴幼儿词汇的发展

婴幼儿说出第一个词的发生时间一般在 10～14 个月之间,语言学家对婴幼儿所说的第一个词的定义各执一词,持不同观点。一些语言学家认为当婴幼儿可以理解字词并发出与字词相近音时,就产生了婴幼儿的第一个词,比如"ba-ba-"所指代的就是"爸爸";但另一部分语言学家则认为婴幼儿的第一个词要在人—事件—环境—发音都为同一意思表示的情况下产生,才算是第一个词。

随着婴幼儿发出第一个词,婴幼儿的词汇量也在快速增长。最初,婴幼儿词汇增长速度较缓慢,平均每个月增加 1～3 个词;之后,婴幼儿平均每个月能掌握 10 个词;18 个月～2 岁时,幼儿每周能增加 10～20 个新词。

随着婴幼儿对词汇理解的不断深入,词汇内容也在不断丰富和深化。婴幼儿掌握词汇的一般顺序是:名词—动词—形容词—数量词—虚词。

(三) 婴幼儿语法的发展

人类所有的语言都具有复杂的语法结构,婴幼儿想要学会某种语言就必须掌握该语言的语法结构。婴幼儿对于句子的理解产生在输出句子之前,在语句学习的过程中,语句掌握的顺序是:单词句—双词句—简单句—复合句。婴幼儿最初出现的是单词句,即用一个词代表整个句子,多为重叠单音字和象声词,如"汪汪"代表狗;后发展为双词句,也称为"电报句",由 2～3 个词组成不完整的句子,如"妈妈果果"就可能代表"妈妈,我要吃苹果";而后发展为简单句,即由简单语法构成的句子,如"我爱你";最后是复合句,有两个或两个以上意思关联比较密切的单句所构成的句子,如"妈妈,是喜欢我,还是喜欢爸爸"。根据以上内容,婴幼儿的语句发展可以大致分为四个时期(见表 3 - 1 - 3)。

表 3 - 1 - 3　婴幼儿语句发展的四个阶段

时　期	语　句	时　间	特　点
单字句时期	单词句	1～1.5 岁	单字表达多义,常见的有重叠单音字和象声词。
称呼时期/双字句时期	双词句	1.5～2 岁	对物品的名称尤其感兴趣,由 2～3 个词组成不完整的句子。
构句期	简单句	2～2.5 岁	模仿成人语言、能应用感叹词表达情感。
语法学习期	复合句	2.5～3 岁	愿意说复杂句,如含有形容词等复杂语法结构的句子。

(四) 婴幼儿语言的培养

家长要为婴幼儿创设舒适、轻松的生活和学习环境,拓展婴幼儿视野,丰富婴幼儿的词汇内容。尤其在前语言阶段,应该多跟婴幼儿说话,创设一个良好的语言环境,营造和谐的人际互动氛围,吸引婴幼儿参与交往,在与人交流的过程中,掌握正确的语法。

在婴幼儿学说话阶段,家长要耐心引导,鼓励婴幼儿用语言表达,还可以通过阅读图画书、游戏等方式不断增加词汇量。只要婴幼儿有一些细微的进步,家长都要给予适当的鼓励。在面对基础较差的婴幼儿时,家长要耐心,为婴幼儿语言发展创设一个宽松的心理环境,这有利于培养婴幼儿的自信心。

家长可以为婴幼儿提供丰富有趣的语言素材,鼓励婴幼儿大胆表达。利用婴幼儿爱模仿的特点,以游戏的方式让其模仿音频、视频中的角色对话,为婴幼儿创设更多的说话机会。

五、婴幼儿的思维发展与家庭教育指导

思维是客观世界在人脑中概括的、间接的反应。人的思维是随着年龄的增长由低级到高级、由具体到抽象逐渐发展的。皮亚杰认为,思维发展是一个渐进过程,而不是突变的过程。个体的认知发展分为四个阶段,即感知运动阶段、前运算阶段、具体运算阶段和形式运算阶段。

(一)感知运动阶段

婴幼儿主要靠动作来感知,通过实际操作感知具体事物,建立思维;思维在动作中进行,此时的婴幼儿思维具有直观形象性。婴幼儿的思维是一种"试错",具有外显性。

皮亚杰认为在婴幼儿不断重复地探索环境的过程中,他们对物理世界的性质和自己身体动作的认知逐步联系起来。皮亚杰将0~2岁婴幼儿的认知发展分为六个子阶段。

0~1个月:此阶段称之为本能阶段,新生儿出生后的一个月内,他与外界交往的基本活动是先天性反射。

1~4个月:婴幼儿早期某些条件反射形成了习惯,这些习得性动作是两个以上感官的整合,由不同动作联合而成。此时,婴幼儿的重复行为有一定的练习功能。

4~8个月:此阶段婴儿开始注意自己的行为和环境之间的关系。视觉与动作开始协调,能够手眼协调地够物、敲打、传递玩具,行为具有初步的目的性。例如,婴儿偶然拨响了拨浪鼓,感觉非常有趣,接下来会反复拨弄拨浪鼓。

8~12个月:此阶段的婴儿行为具有目标指向,如孩子拉妈妈的手,让她帮忙去够远处够不到的东西。此外,此阶段的婴儿已初步形成"客体永存性"。客体永久性是指婴儿知道当前看不到的人和物体仍然存在并尝试寻找。如将玩具放在布垫下,婴儿能知道玩具不是消失了,而是藏起来了,此时婴儿能用一只手掀起布垫找到玩具。这意味着婴儿认识到客体独立于自我而存在,开始能玩躲猫猫一类的游戏。

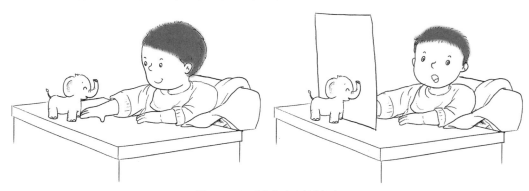

图 3-1-2 "客体永久性"实验

12～18个月：婴幼儿重复行为的有意义性进一步增加，出现实验性和创造性。婴幼儿能够通过偶然的尝试发现新的达到目的的手段。如：婴幼儿拿不到桌子上的玩具，偶然拉动桌布，看到玩具移动，从而了解到两者之间的关系，即拉动桌布能获得玩具。此阶段婴幼儿的探索行为仍以尝试错误为主，经过反复试探，最终达到目的。

18～24个月：此阶段幼儿的主要成就在于心理表征或者象征性思维能力的获得。他们可以对自己的行为以及外在事物进行内部表征，开始心理的内化进程。皮亚杰认为此阶段的幼儿能够想象看不到的物体可能在哪里，甚至能够在自己的脑海中描绘出看不见的物体的运动轨迹。例如，一个球滚到沙发下面，幼儿会直接到沙发后面去寻找，预期球会在沙发后方，而不必随着球滚动从沙发下方钻过。除此之外，此阶段的幼儿产生了延迟模仿能力。例如，孩子看见妈妈把香蕉皮扔进垃圾桶，第二天自己也学着将垃圾扔进垃圾桶。

（二）前运算阶段

3岁左右的幼儿正处于前运算阶段的初期。这一阶段的幼儿思维加工材料以图形为主，常常利用直观形象解决问题，即依靠表象解决问题。例如，幼儿在了解数字"5"的时候，会列出5个苹果。

（三）具体运算阶段

在这一阶段，儿童开始能够进行与客体直接相联系的运算。例如，用苹果或苹果图案，有助于他理解、思考加减法是可逆的。

（四）形式运算阶段

在这个阶段，儿童可以依靠概念、判断以及推理进行思维。儿童不再受限于他们看到或听到的事物，可以从事"独立于动作的纯粹思维"，这是人类思维的高级形式。

（五）婴幼儿思维的培养

思维是在感知觉的基础上发展而来的，在家庭中，可以充分调动婴幼儿的各种感官，引导他们认识世界、探索世界。家长还可以通过提问，引发婴幼儿思考，引导他们通过多种途径探索答案。

婴幼儿的探索离不开材料的支持，家长应该为婴幼儿准备丰富的材料，让婴幼儿在与材料互动的过程中多听、多看、多尝、多闻、多动手，调动多种感官探索周围的环境，从而发展思维能力。

六、婴幼儿的想象发展与家庭教育指导

想象是对头脑中已有形象进行改造,建立新形象的过程,是幼儿认知发展的重要内容。

(一)想象的发生与发展

刚出生的婴儿是不具备想象能力的,1～2岁的幼儿大脑中已储备大量的已有经验,且大脑神经系统已日趋成熟,具备了对表象进行加工改造的能力,从而产生想象,这一时期称为想象的萌芽期。例如,幼儿会把黄色的球想象成橙子。

婴幼儿的想象水平较低,表现为相似联想或象征性游戏,把黄色的球想象成橙子就是相似联想,幼儿常常玩的娃娃家游戏,把布娃娃当成宝宝,轻轻哄睡,则是象征性游戏。

2岁后,幼儿的想象得到较快发展,在孩子们的绘画或手工作品中可以看到他们天马行空的想象,这也是他们想象发展的显著时期。

(二)幼儿想象的特点

1. 无意想象多于有意想象

无意想象是一种自由联想,意识水平低,这是小年龄幼儿想象的典型形式。幼儿的想象以无意想象为主。无意想象过程中有以下特点。

(1)想象主题不稳定,易受外界影响

想象的主题易变化且没有预定目的,幼儿画画时一会儿画小人,一会儿画飞机。在活动之前,幼儿无法确定自己将要创造的形象,只是无意识地摆弄物体,当物体线条发生变化时,才会引发脑海中的相关信息。例如,幼儿在吃饼干时,咬了一口,然后对着咬了一口的饼干说"像月亮"。

(2)满足于想象的过程

由于幼儿的想象以无意想象为主,所以更多的是在想象的过程中获得满足。比如:幼儿在画画过程中,常常是没有目的的,有时画几朵小花,有时又是很多杂乱的线条,没有主题,也没有联系,但他自己却津津有味,因为他追求的并不是绘画作品的美,而是绘画中愉悦的过程。在早期阅读中也是一样,当幼儿讲故事时,既有表情,又有动作,声情并茂,抑扬顿挫,但成人根本听不懂。幼儿就是在讲述故事的过程中进行想象,感到满足。

2. 再造想象多于创造想象

再造想象是根据一定的图形、图标、符号,尤其是语言文字的描述说明,形成关于某种事

物的形象的过程,小年龄幼儿的想象以再造想象为主。例如,幼儿在听故事的时候,根据故事内容想象故事场景及故事主人公形象,就是再造想象。创造想象是在再造想象的基础上逐渐发展起来的。

3. 想象脱离现实,或与现实混淆

小年龄幼儿的想象常常脱离现实情况,主要表现为想象具有夸张性。例如,幼儿会用极其夸张的动作来表示:"我家今天买的西瓜那么那么大!"

幼儿的想象一方面脱离现实,一方面又与现实相混淆。由于幼儿认识水平还不高,常将想象表象和记忆表象混淆,导致幼儿常将想象的事情当作现实。例如,有时幼儿会将游戏中的食物道具,当成真实的食物送进嘴里。

（三）婴幼儿想象力的培养

家长要丰富婴幼儿的感性知识和经验,帮助婴幼儿积累丰富的表象知识,从而提升婴幼儿的想象力;可以利用续编故事、补画面、提问、听音乐等方式,引导幼儿进行想象;开展多种多样的游戏活动,提高幼儿的想象力,为其今后的创造性思维发展奠定基础。

第二节　婴幼儿情绪情感发展

情绪和情感是个人的感受和体验,是个体对于外界事物的一种态度反应。情绪情感是婴幼儿适应生存的重要工具,哭和笑是婴幼儿表达情绪情感最直接的手段,是实现情绪交流功能最重要的途径。

一、婴幼儿情绪情感的发生与分化

（一）情绪和情感的概念

情绪是个体对客观事物的一种态度反映,是一种是否满足自身需要情况下产生的对外界事物的反应,是人与动物共有的,具有情境性、暂时性和不稳定性。个体情绪可以分为积极情绪和消极情绪。积极情绪（满足、愉悦等）会让婴幼儿感觉到快乐,有利于婴幼儿学习、人际交往、自我意识的产生和个性形成;消极情绪（恐惧、害怕、焦虑等）则具有干扰和破坏作用,对婴幼儿产生负面影响,阻碍其成长。

情感则是客观事物与个体的需要之间的反映,是一种个体是否满足社会性需求下所产生的不同态度体验,为人类所独有,具有稳定性和深刻性。情感大致可分为道德感、理智感、

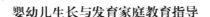

美感等。婴幼儿的生活经历较少,生活经验不足,尚未形成丰富的情感,今后他们的情感是否能健康发展是由早期生活中积极的情绪体验决定的。

情绪和情感的产生是以需要为媒介的,如果人或事能够满足个体的需要,个体得偿所愿,就会产生积极情绪,表现为开心、愉悦;若人或事不能够满足个体的需要,个体就会产生消极情绪,表现为失望、难过。

(二)情绪和情感的关系

一般情况下,情绪和情感是时刻联系在一起的,积极情绪累积形成稳定的情感,稳定的情感又以情绪表现。情绪与情感是相互交融,相互依存,不可分离的;换言之,情绪是情感的外在表现,而情感是情绪的本质内容。尽管如此,情绪和情感之间仍存在着差异。

从发生时间的角度来看,情绪发生得早,情感发生得较晚。有研究表明,婴儿一出生就有了情绪反应,啼哭就是对外界不适应的情绪表现。随着婴幼儿社会化进程的发展,情感才逐渐显现,并越来越丰富。

从持续时间的角度来看,情绪持续的时间较短,情感持续的时间较长。情绪具有短暂性,当婴儿饿肚子的时候,哭是他们的情绪表现,但这种消极情绪只体现当下的感受,一旦满足需求,婴儿的不良情绪就会消失。

从外部表现的角度来看,情绪的外部表现明显,情感的表现比较内隐。婴幼儿高兴的时候就会手舞足蹈,难过的时候就会嚎啕大哭,郁闷的时候会垂头丧气,生气的时候会暴跳如雷;而情感更多的是内心体验,不轻易外露。

从满足需求的角度来看,情绪所满足的是较低级的生理需求,情感所满足的是较高级的社会需求。婴幼儿在饥饿的时候产生消极情绪,但在吃饱后就会产生积极情绪。随着婴幼儿社会性的发展,他们还会与同伴产生友谊,会产生集体荣誉感,从而形成自己的道德感,形成自己的高级情感体验。

从反应特点的角度来看,情绪具有情境性和暂时性,情感具有稳定性和深刻性。情绪往往随着情境的转变而转变,而情感则是个体对事物稳定态度的反映。例如,个体摔倒后会产生消极情绪,但过了一会,这种情绪体验就会消失;但个体的爱国主义情感则是稳定的,持久的,不容易改变的。

表 3 - 2 - 1　情绪和情感的关系

角　　度	情　　绪	情　　感
发生时间	早	晚
持续时间	短	长

角　度	情　绪	情　感
外部表现	明显	内隐
满足需求	生理需求	社会需求
反应特点	情境性和暂时性	稳定性和深刻性

（三）婴幼儿情绪的分化

婴幼儿天生具有情绪表达能力,有研究表明,婴儿出生后就有了情绪反应,如愉悦、害怕等,这些称之为原始的情绪反应。甚至有人发现,婴儿表达情绪的表情,如微笑、愤怒、悲伤等,几乎任何国家的孩子都是一样的。

婴儿的情绪反应发生有一定的顺序和规律,但又兼具个体差异。

表 3-2-2　婴儿情绪发生时间表

情 绪 分 类	出 现 时 间	诱　　因
痛苦	1～2 天	机体生理刺激、疼痛刺激
微笑反应	1～2 天	睡眠中的反应,抚摸面部,高频声音,人脸
兴趣	4～7 天	光、声音的刺激,运动的物体
悲伤	2～3 个月	分离
恐惧	3～4 个月	巨响、陌生人、庞然大物的出现
惊奇	6～9 个月	新事物的刺激
害羞	8～9 个月	熟悉环境中陌生人的接近

（四）婴幼儿基本情绪情感的发展

1. 哭

哭是一种消极情绪的外在表现,但婴幼儿的啼哭不完全是消极意义。哭是婴幼儿与外界沟通的第一种语言。新生儿出生的时候就会哭,主要原因是冷、饿、痛,睡眠被打扰等,是生理性的;新生儿常用啼哭引起养育者的注意或照顾,召唤养育者赶快来到自己身边,这是他与养育者保持亲密关系的方式。随着年龄增加,婴幼儿哭的社会性意义逐渐显现。婴幼儿的哭分化较早,美国心理学家沃尔夫(Wolf)等人将婴幼儿的哭分为四种模式:有节奏的哭,愤怒的哭,疼痛的哭,不称心的哭。令人感到惊奇的是,父母常常可以根据婴幼儿哭声的节奏和音调,推断出婴幼儿的需求。我国心理学家陈帼眉综合已有研究,认为婴儿从出生开始哭有以下几种。

表 3－2－3　婴儿啼哭的分类

哭 的 分 类	表 现
饥饿的啼哭	生理性啼哭，啼哭时伴有闭眼、嚎叫、双脚乱蹬，有节奏，频率通常为 250～450 赫兹，出生后 6 个月内的哭主要是由饥饿或干渴引起的。
发怒的啼哭	婴儿发怒时，哭声往往有点失真，因为婴儿吸气过于用力，迫使大量空气从声带通过，震动声带而引起哭声。
疼痛的啼哭	这种哭的最显著特征是突然高声大哭，事先既没有呜咽，也没有缓慢的哭泣，拉直了嗓门连续大哭数秒，接着是平静地呼气、再吸气、又呼气。由此引起一连串的哭声。
恐惧/惊吓的啼哭	新生儿会因受惊而大哭。其特征是突然发作，强烈而刺耳，伴有间隔时间较短的嚎叫。
不称心的啼哭	这种啼哭是在无声无息中开始的，如同疼痛时的啼哭一样，但没有长时间的屏息，开始时的两三声是缓慢而拖长的，持续不断，悲悲切切。
召唤的啼哭	出生后第 3 周开始出现，先是长时间"吭吭哧哧"，低沉单调，断断续续，但如果没有人去理他，就会大哭起来。

1 岁以内婴儿哭，是正常的事，主要是由外部不适的刺激引起的，具有生存发展的意义。随着年龄的增长，婴幼儿的啼哭会逐渐减少，一方面是因为婴幼儿对外界和成人的适应能力逐渐增强，另一方面是婴幼儿逐渐学会用动作和语言表达自己的情绪和需要。如果 1～2 岁的幼儿还经常哭，家长就要注意以下三点。

一是幼儿是否将哭作为一种手段，要挟家长，来满足自己的需求。如果是这种情况，一定要及早纠正。

二是幼儿是否身体不适。幼儿的语言表达能力有限，若出现莫名其妙的啼哭，家长要注意幼儿是否生病了。

三是家长是否忽视了幼儿。幼儿在成长的过程中离不开家长的呵护与关爱，尤其是肢体接触。

2. 笑

笑是愉快情绪的表现，也是婴幼儿获得其他人喜爱的重要手段之一。婴幼儿最开始的笑是自发性的，表现为嘴角扬起的微笑。出生 5 周内的婴儿，在吃饱、抚摸面部时会微笑，这种微笑属于自发性的微笑，也称为反射性微笑。5 周后，引起婴儿微笑的刺激范围逐渐缩小，声音和人脸更容易引发婴儿的微笑，同时婴儿还会出现兴奋、眼睛发亮的状态。但此时婴儿处于脸盲状态，没办法区分熟人和陌生人的脸。4 个月左右，婴儿能区分熟人和陌生人的脸后，出现有选择的微笑，这才是真正意义上的社会性微笑。

表 3－2－4　婴儿微笑的发展阶段

微笑的阶段	时 间	表 现
自发性微笑	0～5 周	婴儿出生就有微笑反应，没有任何刺激下也能产生，是自发性的，表现为嘴角扬起的微笑。

续　表

微笑的阶段	时　间	表　现
无选择的社会性微笑	5周～15周	引起婴儿微笑的刺激范围逐渐缩小,声音和人脸更容易引发婴儿的微笑。这是无区别的微笑,同时婴儿还会出现兴奋、眼睛发亮的状态。
有选择的社会性微笑	15周后	婴儿能够区分熟人和陌生人的脸,出现有选择的微笑,这是真正意义上的社会性微笑。

3. 恐惧

恐惧是一种消极情绪,是婴幼儿出生就有的情绪反应。新生儿时期,婴儿的恐惧主要来自巨大的声响、身体位置的变化等;4个月后,恐惧的来源主要是不愉快的经验刺激,如烫伤、摔伤等;7个月后,恐惧的来源主要是与陌生人的接触和对高低落差深度的恐惧;18个月后,幼儿主要是对黑暗和动物产生恐惧。过分的恐惧对婴幼儿认知发展和个性形成有着消极作用,长期的恐惧会造成婴幼儿的退缩行为,形成怯懦胆小的个性。

恐惧虽然是一种消极情绪,但在婴幼儿的成长中也有积极作用。它可以作为警戒信号,帮助婴幼儿逃避危险,但成人需要及时给婴幼儿抚慰和鼓励。

表 3-2-5　婴幼儿恐惧的发展阶段

恐惧的阶段	时　间	表　现
本能恐惧	0～4个月	最初的恐惧,是由巨大的声响、从高处降落、身体位置突然变化、疼痛等刺激引起,是一种本能的、反射性的反应。
知觉和经验相联系的恐惧	4～6个月	出现与知觉发展相联系的恐惧,由以往曾经引起过不愉快经验的刺激引发。也正是从这时候开始,婴儿借助于经验,视觉感受也逐渐能引发恐惧。
怕生	6～14个月	婴幼儿开始对陌生人和高低落差深度产生恐惧,当陌生人接近时,婴幼儿特别警觉并拒绝其接近。
预测性恐惧	15～24个月	或称"想象性恐惧",随着幼儿想象和预测、推理能力的发展,他们开始害怕黑暗、动物,这些害怕、恐惧情绪的发生常常和家长实施的不良教育影响有关。

4. 兴趣

兴趣是一种先天性的情绪。有研究表明,兴趣是婴幼儿探索事物、了解环境的内驱力,兴趣使婴幼儿协调运作各种感官,保持注意,接收更多的信息,因此兴趣在婴幼儿的认知发展上发挥了巨大的作用。我国学者孟昭兰综合已有研究,认为婴幼儿兴趣发展可以分为三个阶段:先天反射性反应阶段、相似性物体再认知觉阶段和新异性探索阶段。先天反射性反应阶段一般在出生3个月内出现,主要表现为婴儿对周围事物的兴趣,通过感官探索事物,吸收最初的经验。相似性物体再认知觉阶段一般在出生4个月后出现,此时婴儿对声音、光的刺激感兴趣,且出现探索快乐感。刺激—探索—快乐感,形成良性循环,进一步引发婴儿的探索活动,如婴儿不断扔玩具,发出声响。新异性探索阶段在出生9个月后出现,此时连续多

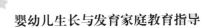

次的重复探索已经不能引起婴儿的兴趣,当新异性事物出现时,才能重新引发婴儿的兴趣,并主动做出重复动作以认识新事物。很多婴幼儿不喜欢旧玩具,喜欢新玩具,收到新玩具后就会摆弄新玩具。到 2 岁左右,幼儿的新异性探索激发模仿行为,他们会玩娃娃家游戏,模仿妈妈给宝宝喂饭等。

表 3-2-6　婴幼儿兴趣的发展阶段

兴趣阶段	时间	表现
先天反射性反应阶段	0~3 个月	容易被视觉听觉刺激所吸引,持续地产生反应。婴儿主动参与人与环境之间的相互作用,吸收最初的经验。
相似性物体再认知觉阶段	4~9 个月	声、光刺激的重复出现能引起婴儿的兴趣,且出现探索快乐感。刺激—探索—快乐感,形成良性循环,进一步引发婴儿的探索活动。
新异性探索阶段	9 个月后	只有到这个阶段,婴幼儿才对新异物体感兴趣。连续多次出现的物体会引起习惯化反应,而当出现新异物体时,重新又引起婴幼儿的注意,并主动作出重复性动作去认识新异物体。

二、婴幼儿情绪情感发展的一般特点

(一) 婴幼儿情绪情感的社会化

婴幼儿最初的情绪与生理需要相联系,生理需要是否得到满足居主要地位,如是否吃饱喝足,是否需要更换尿布。但随着年龄的增长,情绪逐渐与社会性需要相联系,这个过程就是情绪的社会化过程,也是情感发展的过程。对幼儿交往中的微笑进行研究发现,18 个月左右的幼儿在自己玩得高兴时产生的微笑较多,即非社会性微笑居多;3 岁左右的幼儿对教师和同伴的微笑较多,即社会性微笑居多。这表明,从 18 个月到 3 岁,幼儿的非社会性微笑逐渐减少,社会性微笑逐渐增多。

1~3 岁的幼儿,除了与生理需求有关的情绪体验外,还出现了与社会需求有关的情感体验。例如,1 岁左右的幼儿出现了探索周围事物和环境的需求,若此时家长能够让其自由探索,不加干涉,幼儿就会产生愉快的情绪体验;若此时家长强行干涉,幼儿则会产生愤怒的情绪体验。

婴幼儿情绪的社会化还体现在对表情的辨别和使用上。幼儿 1 岁时已经能够分辨成人的表情,2 岁左右就能够自如地使用不同的表情表达情绪,以应对不同的场合。

(二) 婴幼儿情绪情感的丰富化

婴幼儿随着年龄的增长,探索事物的范围不断扩大,认识了许多新鲜事物,生活经历也不断丰富,进而出现了许多新的情绪情感体验。婴幼儿在与同伴交往的过程中,既会体验到快乐、嫉妒等感觉,也会在同伴交往的过程中体会到友谊。

随着婴幼儿认知的发展，原本不能引起婴幼儿情绪情感体验的事物，也能带来新的情绪情感体验，如周围人的态度、节日的氛围，甚至是自然现象等，能引起婴幼儿自豪、羡慕、惊奇等情绪情感体验。

（三）婴幼儿情绪情感的自我调节化

日常生活中，婴幼儿常常因某些事情而异常兴奋，情绪激动，也常常会用过激的行为表现自己的情绪，如不能自控的大哭大喊。但随着其认知和语言水平的发展，这种情绪冲动的状况会逐渐减少；起初，婴幼儿的情绪控制是被动的，是成人要求的，但随着年龄增长，其对情绪的自我调节能力逐步增强。

婴幼儿早期的情绪情感不稳定，易变化，随着年龄的增长，婴幼儿的情绪情感较少受到外界的影响，开始具有稳定性，但仍容易受到亲人和教师的影响。家长和教师要注意控制自己的不良情绪，为婴幼儿营造和谐、温馨的成长环境。

三、婴幼儿情绪情感的调节与家庭教育指导

（一）创设良好的环境

1. 创设温馨、舒适的生活环境

宽敞整洁的活动场所、优美和谐的环境创设以及生机勃勃的自然环境，有益于婴幼儿情绪情感的发展。良好的生活环境能够使婴幼儿感到愉快、安定，应尽量为婴幼儿创设良好的生活环境，合理安排婴幼儿的一日生活，让婴幼儿在温馨舒适的生活环境中健康发展。

2. 营造轻松、和谐的家庭氛围

家长在家庭中要有意识地营造轻松、和谐的家庭氛围，生活中要互敬互爱，注意礼貌用语，避免过激行为，让婴幼儿在和谐的家庭氛围下养成良好的情绪情感。家长在家庭中要鼓励婴幼儿多提问、多探究、多思考，多用夸奖和鼓励，避免让婴幼儿有过多的消极情绪。

（二）树立良好的榜样

婴幼儿的情绪易受感染，模仿性强，家长要以身作则，为婴幼儿树立良好的榜样。家长的言行对婴幼儿的情绪发展也起着重要作用，家长愉快的情绪对孩子的情绪具有良好的示范和感染作用。家长在日常生活中所展现出来的积极热情、温和镇定会潜移默化地影响婴幼儿。

（三）教给幼儿恰当的情绪情感表达方法

每个孩子在生活中或多或少都会受到挫折，在受到挫折后都会有不良情绪反应，家长要引导幼儿采用正确的方法疏导不良情绪。帮助幼儿及时疏导和转移不良情绪的方法有：合

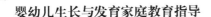

婴幼儿生长与发育家庭教育指导

理发泄、自我控制、学会哭诉和转移注意。

四、婴幼儿高级情感的发展与家庭教育指导

婴幼儿的高级情感主要是指道德感、理智感和美感。

(一)婴幼儿道德感的发展与家庭教育指导

道德感是人类特有的高级社会性情感,是人们根据一定的社会道德评价自己和他人行为时所产生的内心体验,幼儿在 1 岁左右就开始表现出对他人的同情感,不同年龄阶段幼儿的道德感表现有所不同。

表 3-2-7　不同年龄阶段幼儿道德感的表现

年　龄	幼儿道德感的表现
1 岁	表现简单的同情感,产生"情感共鸣",是高级情感活动产生和发展的基础。看到别的孩子哭或笑,也会跟着哭或笑。
2~3 岁	产生简单的道德感,主要指向个别行为,由成人评价引起。如成人表扬他,他就高兴,批评他则不高兴。
3~4 岁	易随着成人的判断而改变。
4~5 岁	掌握了生活中的一些道德标准,不仅要求自己,还监督他人,如中班幼儿常常"告状"。
5~6 岁	道德感的发展开始趋向复杂和稳定。他们对好与坏、好人与坏人有着截然不同的情绪反应。

家长在培养婴幼儿道德感的时候要注意:可以选择适合婴幼儿年龄特点的文学作品,家长可以通过故事引导婴幼儿关爱伙伴、助人为乐、拾金不昧等,提升道德感。在生活中,要注意引导婴幼儿在同伴交往中互相关爱、互相帮助、学会与他人分享快乐等,在集体中体验温暖和真挚的友情。

(二)婴幼儿理智感的发展与家庭教育指导

5 岁左右,幼儿的理智感明显地发展起来,但很大程度上取决于环境的影响和成人的培养。此时的幼儿喜爱进行各种智力游戏,既能满足他们的求知欲和好奇心,又能从中感到满足和快乐。

幼儿好奇好问的行为也体现出理智感。当幼儿特别喜欢问"为什么"的时候,他就展现出对事物的探索欲和求知欲,这不仅能使幼儿获得更多的知识,也能促进幼儿理智感的发展。幼儿的理智感还表现在对事物的探索上,如幼儿在刚收到玩具的时候,常常把玩具"大卸八块",来探究玩具的"本来面目",家长应该多鼓励和支持幼儿的探索热情。

(三)婴幼儿美感的发展与家庭教育指导

婴幼儿对美的感受也展现出社会化的过程。婴儿喜欢鲜艳悦目的物品和整齐清洁的环境。有研究表明,相比乱糟糟的图案,婴儿更喜欢对称的图案,新生儿更喜欢人脸,人脸就是对称的。幼儿初期,他们仍然喜欢颜色鲜明、漂亮的事物,不喜欢形状丑恶的事物,但审美标准会受教育和环境的影响。

家长在培养婴幼儿美感的时候要注意:要创设良好的物质环境和精神环境。温馨、舒适、整洁的环境对婴幼儿的美感起到引导作用,同时,艺术熏陶能培养婴幼儿对音乐、舞蹈、绘画的兴趣,在感知艺术的过程中提升美感。

第三节　婴幼儿社会性发展

自出生起,每个个体都是社会人,个体的个性发展和社会化都离不开人与人之间的相互作用。从最开始不认识镜子中的自我,到与养育者产生依恋关系,接着能够认识自我,尝试与他人合作、分享,这一步步都是婴幼儿社会性发展的表现。婴幼儿与父母之间的关系很重要,婴幼儿与同伴之间的关系也很重要;婴幼儿完成社会化进程的演变,离不开家庭的支持与引导。对婴幼儿来说,社会性发展包括依恋关系、性别角色关系、同伴关系、亲社会行为与攻击性行为等。

一、婴幼儿依恋关系的发展与家庭教育指导

婴儿出生后,建立的第一种社会关系就是依恋。婴儿甚至连镜子中的自己都不认识,但随着家长的悉心照料,婴儿开始与他们建立依恋关系。这种关系的建立,究其根本是因为人类婴儿必须依赖成人才能够存活下去,这是基于生存的生物学适应。

(一) 依恋的概念

依恋这一概念最早是由英国精神病学家鲍尔比(John Bowlby)提出的,所谓依恋是指婴幼儿与养育者(主要指母亲)之间一种亲密、特殊的情感联结。依恋是一切社会情感发展的基础。

依恋是婴幼儿与养育者双向互动的积极过程,是亲子之间的情感纽带,它能够激励养育者更加细致耐心地照顾后代,也对婴幼儿早期情绪发展和社会性发展有着极其深远的意义。

(二) 依恋的发展

根据一些心理学家的研究,婴幼儿依恋具有阶段性和连续性,其中最具代表性的就是鲍

尔比的依恋阶段论,他将依恋发展分为四个阶段:前依恋期、依恋建立期、依恋明确期、目标调整的伙伴关系期。

表 3-3-1　婴幼儿依恋的发展阶段

名　　称	时　　间	特　　点
前依恋期	0～2 个月	无差别的社会反应
依恋建立期	2～7 个月	有差别的社会反应
依恋明确期	7～24 个月	将母亲或养育者作为"安全基地"
目标调整的伙伴关系期	24 个月后	亲子之间合作性加强,能够与父母协商,提要求

前依恋期:0～2 个月,此阶段婴儿对所有人的反应都是一样的,无熟人与陌生人的差别。

依恋建立期:2～7 个月,此阶段的婴儿喜欢和熟悉的人待在一起特别是母亲,婴儿能够区分熟悉的人和陌生人,在对待熟悉的人时,往往会展现更多的微笑和积极性情绪,在面对陌生人的时候积极情绪明显下降,但仍存在部分积极反应。

依恋明确期:7～24 个月,这一阶段婴幼儿会产生分离焦虑,当母亲要离开的时候就会采用哭闹的形式挽留母亲,并且在面对陌生人时会出现拘谨、害羞、恐惧的表现。

目标调整的伙伴关系期:24 个月后,此阶段的幼儿能够理解母亲的离开只是暂时的,并不是抛弃他。幼儿能理解母亲的情感、需求,知道母亲是爱自己的,并与之积极建立亲子关系。

(三) 依恋的分类

美国心理学家安斯沃思(Ainsworth)曾做过"陌生情景测验",对婴幼儿依恋行为进行实验研究,认为婴幼儿依恋可以分为三种类型。

1. 回避型依恋

母亲在场或离场对这类婴幼儿的影响并不大。母亲刚离开时,他们并无明显紧张、焦虑的情绪,但当分离时间过长,他们也会感觉到焦虑,还会很容易从陌生人那里得到安慰。母亲回来后,他们也没有明显的兴奋情绪,对母亲采取回避态度。回避型依恋属于不安全依恋的一种,大约有 20% 的婴幼儿属于该类型。

2. 安全型依恋

婴幼儿与母亲在一起时,能够愉快安心地玩耍,当有陌生人走近时,他们会有所警惕,但并不会引起烦躁不安的情绪;当母亲离开时,他们的探索行为会受到影响,他们试图找到母亲,甚至哭闹;当母亲返回时,他们会立即寻求母亲的安慰,表现得更为亲热;情绪平静下来后,他们又能够愉快地玩耍了。这一类型的婴幼儿,母亲在场时会对陌生人表现得很随和,他们将母亲当作安全基地和避风港,约有70%的婴幼儿属于这一类型。

3. 反抗型依恋

此类型的婴幼儿会紧紧黏在母亲身边,很少有探索行为。当陌生人靠近时,会下意识地躲藏在母亲身后。母亲要离开时,他们表现出强烈的分离焦虑,在母亲离开前他们就会很警惕,母亲离开后他们感到极度不安,展现出极度的反抗。当母亲回到身边时,他们一方面试图主动接近母亲,一方面抗拒与母亲的接触,甚至还有点发怒的样子。待母亲安抚好他们的情绪后,让他们重新投入游戏可能没有那么容易,他们会不时朝母亲那里看。反抗型依恋属于不安全依恋的一种,大约有10%的婴幼儿属于该类型。

在最近的研究发现中,除上述三种依恋类型外,还存在第四种类型——组织混乱型依恋。这种依恋类型的婴幼儿混合了回避型和反抗型的依恋模式,在陌生环境下会表现出惊慌、害怕的情绪,待母亲回来后,表现出迷茫、摇摆、忧心忡忡,一边接近母亲,一边又对母亲极其抗拒,十分矛盾。

婴幼儿依恋是一个不断发展的过程,反映婴幼儿与养育者(父母)关系的变化。具有安全型依恋关系的婴幼儿倾向于和父母建立良好的亲子关系,他们会更守规则,更愿意接受新事物,更适应新环境。具有回避型依恋关系的婴幼儿看似没什么问题,但是他们总是被动的,往往容易被忽视。具有反抗型依恋关系的婴幼儿在面对家人的帮助时,常常用焦虑和反抗来回应,而且他们很难从父母的经验中学习到有意义的内容。

(四)家庭教育指导

父母是孩子最好的老师。日常生活中,家长的很多行为都在潜移默化地影响着婴幼儿,婴幼儿会无意识地模仿家长的行为。家长要时刻注意自己的言行举止,为婴幼儿树立良好的榜样。

直接指导是家长指导婴幼儿最常用、最有效的一种方式。通过直接指导,家长将一定的社会道德、价值取向及自身的经验直接灌输给婴幼儿,帮助婴幼儿更快了解社会,明确社会规则,形成初步解决问题的能力。

家长应尽量多鼓励和表扬婴幼儿,通过积极、肯定的评价,对婴幼儿的良好行为进行正面强化。但当他们犯错误时,家长也要有相应的惩罚,这样才能够纠正婴幼儿的不良行为。

二、婴幼儿性别角色关系的发展与家庭教育指导

孩子一出生就有相应的性别属性,在随后的成长过程中,他们逐步领会到社会对于男性

或女性价值观、行为举止的要求及态度。这个将性别与自我认知和行为融合的过程,就是儿童性别角色化的过程。

(一)性别角色的概念

从生物学角度来讲,性别是根据生物学特征来划分的,即男性或女性。男女性别不同,其性染色体和生殖腺也有区别,男性的性染色体由 XY 构成,生殖腺为睾丸,而女性的性染色体为 XX,生殖腺为卵巢,男女两性的生理特点是由遗传决定的。

从社会学角度上看,男性和女性在生活和社会中扮演的角色不同,社会分工亦不同。这种按照社会文化标准划分的男性和女性角色被称为性别角色。性别角色是一种社会行为模式,不同的社会背景下,男女性别模式也不尽相同,如母系社会和男权社会环境下,男女角色及分工就不同。

心理学意义上的性别,既反映生物学中个体的特征,又承担着社会文化方面的意义。婴幼儿在成长的过程中,必须正确认识自己的性别,了解社会对不同性别的要求,形成独特的个性及自我认知。

(二)婴幼儿性别角色关系的发展

1. 婴幼儿性别类型化的发展

婴幼儿获得性别认同是其社会发展的重要内容,个体要适应社会,不仅要认识自己的性别,还要选择相应的社会性别,将生物性别和社会性别进行融合的过程就是性别类型化。有正确性别认同的幼儿能够坦然接受自己的性别,并很快接受自己在社会角色中承担的责任,有助于其今后顺利完成社会化。

2. 婴幼儿性别认同的发展

性别认同是个体对自己生物学性别的认知和接受,并根据社会对性别角色的要求来要求自己。很多幼儿很早就知道自己是男生还是女生,也知道哪些行为可以做,哪些行为不可以做。2 岁左右的幼儿就能够分辨出照片中的人是男性还是女性,3 岁左右的幼儿能够清楚知道自己的性别,有些男孩子会拒绝穿裙子、化妆,认为化妆、穿裙子是女孩做的事情。

3. 婴幼儿性别定型化的发展

性别定型化是幼儿意识到自己的性别,获得适合自己性别的价值观和行为的过程,这一过程由三个独立,但相互关联的部分组成。科尔伯格(Lawrence Kohlberg)提出了性别认知发展模式,他认为性别认知的发展要经历性别认同、性别稳定性和性别恒常性三个阶段(见表 3 - 3 - 2)。

表 3－3－2　儿童性别认知发展阶段

阶　　段	时　　间	内　　容
性别认同	2～3 岁	知道自己是男孩/女孩
性别稳定性	4～5 岁	知道人的性别不会随年龄变化
性别恒常性	6～7 岁	知道人的性别不会随着外表及情景改变

3 岁左右的幼儿虽然能正确说出自己的性别,但是还不具备性别恒常性,他们不清楚一个人无论穿什么衣服、留什么发型都不能改变性别,直到 6～7 岁时,幼儿有了守恒概念,才逐渐懂得性别的恒常性。

(三) 婴幼儿性别角色行为的发展

婴幼儿对性别的认知往往是通过其行为来反映的。婴幼儿的性别偏爱最早表现在玩具的选择上,有研究表明,一岁半左右的男孩更喜欢汽车模型,而女孩则更倾向于毛绒玩具;在没有汽车玩具的时候,男孩也不会选择毛绒玩具。除玩具的选择外,男孩女孩的游戏类型也不同,男孩更倾向于选择竞技类游戏,女孩更加倾向于娃娃家类型的角色游戏。

随着年龄的增长,婴幼儿性别角色行为日益稳定、明显。3 岁左右的幼儿在选择玩伴时,选择同性玩伴的行为愈加明显,经常可以看到女孩一组、男孩一组玩游戏,各玩各的。同样,男孩女孩的相处模式也不一样,男孩之间更多的是打闹,争夺玩具,而女孩则较少有肢体接触,更多的是通过语言和规则来解决矛盾。

(四) 影响婴幼儿性别化的因素

1. 生物学因素

生物学性别是社会性别角色的基础,男性与女性生物遗传的根本差异在于其染色体的构成,男性的性染色体由 XY 构成,而女性的性染色体为 XX。

2. 家庭环境因素

家庭是婴幼儿接受教育的第一场所,家长的言行举止也时刻影响婴幼儿的自我认知。孩子尚未出生,家长就会根据孩子的性别准备不同的衣服、玩具等。同时,他们对不同性别的孩子的教养方式也不相同。

一些心理学家认为,母亲对子女的性别及行为影响较大,强势的母亲抚育的女儿也会很强势,而儿子则相对软弱些。另一些心理学家则认为,父亲对子女的性别行为和婚姻关系的影响要大一些,父亲的行为举止会直接影响子女择偶和婚姻关系。

无论怎样,父母的态度和家庭环境对婴幼儿的自我认知和后续发展起着至关重要的作用。

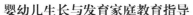

3. 大众媒体因素

随着信息化的发展,大众媒体走进千家万户,时刻影响着婴幼儿的性别角色认知。在信息爆炸的时代,加上婴幼儿好模仿的天性,婴幼儿很容易模仿屏幕上的形象。

(五)家庭教育指导

家长的指导对婴幼儿的性别认知有启蒙作用,孩子从出生起,家长就要以各种方式将关于性别角色的知识传递给婴幼儿,例如男生和女生的区别。家中要建立良好的家庭氛围,对婴幼儿进行无性别歧视的教育,让他们懂得人与人之间虽然存在差异,但男女是平等的。

家长要特别注意,避免让孩子形成性别刻板印象和性别歧视,家长要起到良好的榜样示范作用。

三、婴幼儿同伴关系的发展与家庭教育指导

出生第一年,婴儿的社会交往对象主要是父母或者是关系亲密的成人。1岁后,同龄幼儿之间的交往悄然出现。由于年龄、智力、身心发展水平相近,幼儿与同伴之间表现出更为平等的关系,在交往时更容易产生共鸣。在与同伴交往的过程中,幼儿能够与同伴相互学习、取长补短,锻炼自主能力。同伴交往发生得越早,越有益于幼儿社会意识的形成。

(一)同伴关系

同伴关系指年龄相同或相近的幼儿之间共同活动并相互协作的关系,或者指同龄人之间或心理发展水平相当的个体间交往中建立和发展起来的一种人际关系。[①]

婴幼儿同伴之间的交往比成人更加自由、平等,这种平等关系对于婴幼儿来说是一种新的探索和尝试。同伴关系是婴幼儿生活中重要的人际关系,良好的同伴关系不仅能帮助他们摆脱自我中心,还能帮助他们从同伴处获得丰富的信息,对其认知和社会性发展都有积极的影响。

(二)婴幼儿同伴关系的发展

婴幼儿很早就能够对同伴的出现和行为作出反应,从注视到微笑,从默默观察到主动出击,与同伴交往的过程就是一个从简单到复杂、从低级到高级、从不熟练到熟练的过程。在不同的年龄阶段,婴幼儿同伴交往的表现不同。

---

① 孙杰,张永红,等.幼儿心理发展概论[M].北京:北京师范大学出版社,2014:217.

表 3－3－3　不同年龄阶段婴幼儿同伴交往的表现

年　龄	表　现
2 个月左右	能够注视同伴
3～6 个月	能相互触摸和观望
6 个月左右	看见旁边的婴幼儿时,能发出微笑以及"咿呀"的声音
10 个月左右	其他婴幼儿的社交行为能引起婴儿的反应
1～1.5 岁	出现应答性的社交行为
1.5～2 岁	幼儿之间越来越多地出现模仿性或互补性交往行为
2～3 岁	同伴交往的回合越来越多

6 个月内婴儿的行为往往是单向的,他们只是把同伴当作会动的玩具,其反应不具备真正的社会意义,但这种单方面的行为是社交的第一步;6 个月以后,婴儿所作的社交行为是想得到另一个婴幼儿的回应,此时婴幼儿之间才产生了简单的社会交往;1 岁后,随着身体运动能力和言语能力的进一步发展,幼儿的社会性交往变得越来越复杂,交往的回应也越来越多。

有研究认为,婴幼儿早期同伴交往行为依照一个固定的程序进行,根据同伴相互作用可以划分为以下三个阶段。

1. 客体中心阶段

婴幼儿交往的中心集中在玩具或物品上,把对方当作玩具,婴幼儿之间互不理睬,偶尔的触碰也仅是短暂的。

2. 简单相互作用阶段

此时婴幼儿交往出现了"应答"行为,开始相互注意、对话,甚至出现模仿行为。

3. 互补的相互作用阶段

婴幼儿之间出现合作、互惠的行为。

（三）影响婴幼儿同伴关系发展的因素

1. 婴幼儿自身因素

婴幼儿自身的身心特点是同伴关系发展的基础,它不仅影响着同伴对他的态度,还影响着他在交往过程中的行为表现。研究发现,婴幼儿的性别、年龄、长相、气质类型、性格、交往技能都会影响他与同伴的关系,受欢迎的婴幼儿外表吸引人、性格积极开朗、交往中愿意分享,懂得合作,主动性和友好性均强。

2. 家庭环境因素

婴幼儿在与父母交往的过程中,观察并模仿父母的社交方式,并从中形成最初的"自我肯定",这种"自我肯定"能为其今后的社会交往奠定基础。有研究表明,婴幼儿最初的同伴交往模式,几乎都来源于与家长的交往。

3. 大众媒体的影响

越来越多的研究表明,大众媒体对婴幼儿行为举止的影响越来越大。婴幼儿具有好奇、好模仿的天性,交往行为很容易受到电视、媒体的影响。有一项研究表明,婴幼儿看电子产品的时间越长,其创造力和想象力发展水平越低,甚至有一些科学家认为,2 岁以下的婴幼儿不应该看电子产品。

(四)家庭教育指导

我国现有家庭中,有很多是独生子女家庭,若独生子女不能参与社区活动,对其同伴交往行为的发展有不利影响。因为与同龄伙伴接触得少,所以在面对同伴时往往表现出害羞、退缩行为,不能很好地与同伴进行交流、合作、分享。这时家长要正确引导,帮助婴幼儿建立良好的同伴关系。

家长鼓励婴幼儿多与外界接触,多带他们开展户外活动,熟悉不同的环境,接触不同的伙伴,长此以往,婴幼儿自然而然就能融入环境,与人交往了。

家长可以参与婴幼儿的娱乐活动,做孩子的玩伴。创设平等、民主、开放的家庭环境,使婴幼儿愿意与家长交往,家长也可以通过亲子活动,培养婴幼儿良好的社会交往技能,建立良好的同伴关系。

家长可以直接指导婴幼儿要遵守社交规则。直接指导是最有效、最快捷地让婴幼儿掌握社交规则的方法。很多时候,婴幼儿被拒绝是因为不懂得如何沟通以解决矛盾,也不知道要顾及他人。在日常生活中,家长不妨制订明确的交往规则,如轮流,协商,少数服从多数等,久而久之,婴幼儿就能学会社交规则。

四、婴幼儿亲社会行为的发展与家庭教育指导

婴幼儿一出生就处在各种社会关系和社会交往之中,亲社会行为是其社会行为的重要组成部分。

(一)亲社会行为

亲社会行为又称为积极的社会行为,指一切符合社会行为规范且在人际交往中有利于他人或社会的行为。从传统研究来看,它具体包括谦让、帮助、分享、同情、合作、捐献等行为。有些学者认为,亲社会行为还应包括某些习俗行为、包容行为、公正行为及控制行为,如

微笑、团结、见义勇为、制止别人打架等。婴幼儿的亲社会行为是个体社会化的结果,是婴幼儿品德发展的重要内容。亲社会行为对婴幼儿的身心发展有重要影响,既促进婴幼儿个性发展,又为婴幼儿成年后建立良好的人际关系奠定基础。

(二)婴幼儿亲社会行为的发展

随着婴幼儿自我意识和社会认知能力的发展,其亲社会行为也在迅速发展,这些都表现在情绪表达、依恋行为和游戏活动中。皮亚杰通过观察记录后认为,8～12个月的婴儿就已经出现同情、分享和利他行为。当婴儿在面对其他婴儿摔倒、哭泣时,他们会表现出皱眉、伤心、甚至一起大哭的行为。这种说法受到其他学者的反对,反对者们认为,婴儿的这些行为只是出于生理反应,并没有高级情感的参与,但是卡洛莱·查恩-威克斯勒的研究再一次证实了婴儿就有亲社会行为。[①]

表 3-3-4　婴幼儿的亲社会行为

1岁前	出现同情、分享和利他行为	面对其他婴儿摔倒、哭泣时,他们会表现出皱眉、伤心、甚至一起大哭的行为。
1岁左右	出现安抚动作	看到其他幼儿哭,会轻拍他人,看到家人受伤,会吹一吹。
2岁左右	安抚动作较精细	看到有人睡觉,会主动帮人盖被子。
2岁后	具有基本情绪体验,在成人教育下产生分享行为	看见其他幼儿心情不好会主动询问,且会将自己的玩具分享给他人。

1岁左右的婴幼儿会对处于困境的人做出安抚或助人行为,如看到其他幼儿哭,会轻拍他人,看到家人受伤,会吹一吹。但这些行为仅限于需要帮助、有困难的人,此时的助人行为具有特定性。2岁左右,婴幼儿的安抚行为较为精细,看到有人睡觉,会主动帮人盖被子,看到有人受伤,会给伤口贴上创可贴。2岁后,幼儿的亲社会行为进一步发展,他们能够体察他人的情绪,并做出相应的安抚行为,如小伙伴家的小狗走失了,早上到幼儿园时,小伙伴很不高兴,幼儿就会发现小伙伴的情绪变化,并会主动上前询问:"你怎么了? 为什么不开心?"当得知狗狗走失后,又会主动安慰"别担心,它只是不想回家,等它玩累了,就回家了""警察叔叔会找到它,把它送回家的",甚至有的幼儿还会把自己的玩具分享给同伴。

(三)婴幼儿亲社会行为的发展特征

在探讨婴幼儿亲社会行为的发展特征时,这里将其具体分化为以下四类,即:帮助、合作、分享、同理心与安慰。

---

① 钱文,俞晖. 婴幼儿社会性发展与教育[M].上海:上海科技教育出版社,2019:145.

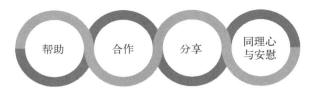

图 3-3-1 婴幼儿的具体亲社会行为

1. 帮助

婴幼儿很早就表现出帮助他人的行为。家长在做家务的时候,婴幼儿就会表现出参与行为,帮助家长把掉在地上的衣服或垃圾捡起来。若此行为得到家长的赞扬或鼓励,他们会更加积极地帮助家长做家务,婴幼儿就是在家长的认可中不断练习自己的社交技能。

2. 合作

合作是指两个或者两个以上的人为了同一个目标共同努力的行为,这种行为于己于他人都有利。一般来说,幼儿在 2 岁左右就会出现合作行为,合作行为往往出现在游戏中,并容易受到其他因素的干扰,但随着年龄的增长,交往经验的增多,幼儿与同伴之间合作的目的性和稳定性逐步增强。婴幼儿的合作行为主要受到家长的影响,父母及亲人的言谈举止、行为习惯会潜移默化地影响婴幼儿的合作行为。要让婴幼儿形成良好的合作行为,家长就必须时刻认识到言传身教的重要性,用自己的实际行动影响、引导婴幼儿,为婴幼儿树立学习榜样。

3. 分享

1 岁前的婴儿还不能与他人分享,但随着年龄的增长,社交能力的提高,逐渐出现分享行为,婴幼儿将自己的玩具放在成人手上或腿上,然后继续摆弄玩具,这就是分享行为的萌芽。最初,婴幼儿的分享行为多数是服从家长要求或模仿,他们不会主动和同伴分享食物或玩具,只有成人要求婴幼儿分享,婴幼儿才会产生分享行为。当婴幼儿做出分享行为后,家长要及时给予肯定、鼓励,这能使婴幼儿受到鼓舞,强化分享行为。

4. 同理心与安慰

同理心是个体在社交过程中表现出同情和关心他人的良好品质。当一个人产生同理心时,会设身处地地为他人着想,这也是移情的过程。婴儿如果听到其他孩子的哭声,也会跟着一起哭,这种现象被称为"情绪传染",虽然此时的婴儿不能理解他人的感受,但这种天生的感受力是同理心的萌芽。

当幼儿能够对其他人的消极情绪报以同情时,他们就会将这种同情与关心转移到对他人的安慰上,随着年龄的增长,安慰的手段会从言语安慰转移到分享行为。

(四) 家庭教育指导

婴幼儿的亲社会行为不是与生俱来的,需要经过后天的教育和培养获得,家长要时刻注意自己的言行举止,为婴幼儿树立良好的榜样。家人之间要和睦相处、互敬互爱,为婴幼儿的亲社会行为发展创造良好的家庭氛围。

家长可以为婴幼儿选择优秀、有教育意义的故事书、电视节目等,婴幼儿破坏玩具的时候,可以以玩具的口吻说"哎哟,我好痛啊",激发婴幼儿产生情感共鸣,帮助他们学会体谅、同情他人。

家长要抓住教育契机展开随机教育,比如不小心碰到别人的时候要说"对不起",接受别人帮助的时候要说"谢谢",看到别人掉东西帮忙捡起,等等。

五、婴幼儿攻击性行为的发展与家庭教育指导

攻击性行为是指对他人身心或事物采取有意侵犯、争夺、伤害或破坏的行为,其中包括身体伤害、语言伤害、心理伤害等。婴幼儿之间无敌意的推拉、碰撞动作不属于攻击性行为。

表 3 - 3 - 5 儿童攻击性行为的主要表现

无端起哄	在集体中无端起哄,引起骚乱,影响秩序。
侵犯破坏	在玩耍过程中故意侵犯他人、抢夺玩具、损坏物品。
秽语伤人	稍不如意就动口骂人。
打架斗殴	因琐事挑衅打斗。
挫折报复	因批评记恨在心,暗中报复。

根据攻击性行为的目的和起因不同,可将其分为工具性攻击行为和敌意性攻击行为。工具性攻击行为主要指个体为了抢夺某一件物品而做出的抢夺行为,而敌意性攻击行为的指向是人,对他人进行挖苦、嘲讽。攻击性行为还可以分为言语攻击行为和肢体攻击行为,言语攻击行为包括威胁、起外号等,肢体攻击行为包括踢、打、咬等。

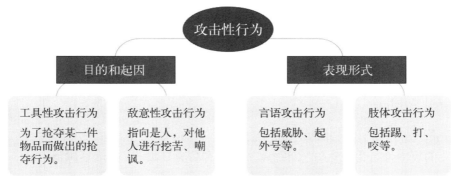

图 3 - 3 - 2 攻击性行为分类

攻击性行为不仅会影响攻击者的人格和品格发展,也会对被攻击者的身心造成不良影响。幼儿一旦具有攻击性行为倾向,就很难矫正,会严重影响其社会化发展。

（一）婴幼儿攻击性行为的发展

12～16个月的幼儿与同伴交往的许多行为可被看作是攻击性行为,表现为推、踢、拽、咬、扔等,引起这些行为出现的主要原因是为了争抢玩具。但随着年龄的增长,幼儿的攻击性行为逐渐减少,有研究表明,两岁半的幼儿与同伴交往时的攻击性行为只有最初的20%。

多份研究资料表明,男性的肢体和言语攻击水平一般都高于女性,但也不能低估女性的攻击性与敌意。男性的攻击行为更外显,而女性的攻击方式则更加隐蔽,她们更加倾向于使用排斥、拒绝接纳或威胁等方式。一般来说,2岁前,女性的攻击性强于男性,2岁后,男性的攻击性强于女性。

年龄越小,幼儿的攻击性行为越倾向于肢体,但随着语言和认知的发育,幼儿的攻击性行为更倾向于使用言语,如"我不和你玩啦""打死你""大坏蛋"等。随着年龄增长,幼儿的言语攻击越来越多,肢体攻击越来越少。

（二）影响婴幼儿攻击性行为的因素

1. 生物因素

婴幼儿的攻击性行为与大脑的协同功能相关。有学者认为,大脑两个半球的发育处于变异或非平衡化状态时,就会导致婴幼儿的认知偏差,在行为上的反应就是攻击性行为。婴幼儿的攻击性行为与激素水平相关,有研究表明,雄性激素在受到威胁或被激怒时更容易产生变化,导致攻击性行为的出现。婴幼儿的攻击性行为也与个体气质类型相关,有研究表明,困难型气质的婴幼儿更容易产生攻击性行为。

2. 环境因素

环境因素主要包括家庭、同伴及大众媒体。

父母是孩子的第一任教师,同伴是婴幼儿的交往对象,这些都在无时无刻地影响着婴幼儿的社会行为,因此家长应当以身作则,注意言行,帮助婴幼儿建立良好的社会交往行为。

电子设备已经走进千家万户,大众媒体的影响无孔不入,一些暴力视频会对孩子的攻击性行为具有引导作用。

3. 认知因素

婴幼儿的攻击性行为与认知水平密切相关,有研究证明,认知水平越低,攻击性行为越多。如果婴幼儿认为别人的行为是充满敌意的,就会导致他表现出攻击性行为,反之,他感受到的是善意,那么就不会出现攻击性行为。

(三) 家庭教育指导

狭小、拥挤、混乱的环境容易引发婴幼儿的攻击性行为,家长应提供足够宽敞的游戏空间,婴幼儿数量多时可提供多组玩具,避免婴幼儿争抢玩具。此外,温馨、和谐的家庭氛围有利于婴幼儿良好社会行为的养成,减少攻击性行为。

家长应当帮助婴幼儿识别无意的肢体碰撞等,并指导婴幼儿运用正确的社交策略解决冲突。家长应教给婴幼儿恰当的社交方法并鼓励婴幼儿与同伴交往,通过提高社交技能来减少攻击性行为的发生。同时家长应鼓励婴幼儿良好的社交行为,若婴幼儿出现攻击性行为时应及时制止。

思考题:

1. 明明今年 2 岁半,在家里乖巧懂事,但上了托班一周后,就经常抠、咬其他小朋友。老师多次向家长反映,如果你是明明的妈妈,该怎么办?

2. 果果是一名 3 岁的男孩,妈妈最近发现果果总是趁她不在的时候偷偷给自己化妆,有时还会穿上女孩子的衣服,模仿影视剧里面的情节。除此之外,果果平时总和女孩子一起玩。如果你是果果的妈妈,你会怎么做?

3. 如何安抚啼哭中的婴幼儿?

第四章　婴幼儿生长发育评价

第一节　个体生长发育的规律

一、个体生长发育的年龄分期

个体的生长发育是一个循序渐进的动态过程,在这个过程中,随着年龄的增长,婴幼儿的生理和心理发展表现出一定的变化和规律。

(一)胎儿期

从受精卵形成到胎儿出生为止,一般为40周。胎儿的周龄即为胎龄,或称为妊娠龄。母亲妊娠期间如受外界不利因素影响(感染、创伤、滥用药物、接触放射性物质、毒品等),以及营养缺乏、严重疾病和心理创伤等,都可能影响胎儿的正常生长发育,甚至会导致流产、畸形或宫内发育不良。

(二)新生儿期

自胎儿从母体娩出脐带结扎时开始至28天之前,为新生儿期。由于孩子在此阶段生长发育和疾病方面具有非常明显的特殊性,且发病率高,死亡率也高,因此单独列为婴儿期中的一个特殊时期。在新生儿期,婴儿脱离母体转而独立生存,所处的内外环境发生根本的变化,其适应能力尚不完善。此外,分娩过程中的损伤、感染风险延续存在,先天性畸形也多在此期间表现出来。

(三)婴儿期

自出生到1周岁之前为婴儿期。婴儿期是生长发育极其旺盛的阶段,因此对营养的需求量相对较高。此时,各系统器官的生长发育还不够成熟完善,尤其是消化系统,常常难以消化吸收大量食物,婴儿容易发生消化道功能紊乱。同时,婴儿体内来自母体的抗体逐渐减少,自身的免疫功能尚未成熟,抗感染能力较弱,易发生各种感染和传染性疾病。

（四）幼儿期

自 1 岁至满 3 周岁之前为幼儿期，此阶段，幼儿体格生长发育速度较前稍减慢，而智能发育迅速，幼儿活动范围渐广，接触社会事物渐多。此阶段，幼儿消化系统功能仍不完善，营养的需求量仍然相对较高，因此，适宜的喂养仍然是保持正常生长发育的重要环节。这个时期的幼儿识别危险的能力和自我保护能力都有限，意外伤害发生率非常高，家长应格外注意防护。

（五）学龄前期

幼儿自 3 周岁至入小学前的阶段为学龄前期。此时幼儿体格生长发育速度已经减慢，处于稳步增长状态；智能发育更加迅速，与同龄幼儿和社会事物有了广泛接触，知识面得以扩大，自理能力和社交能力逐渐增强。

（六）学龄期

自入小学至青春期前为学龄期。这个阶段儿童的体格生长速度相对缓慢，除生殖系统外，各系统器官发育均已接近成人。智能发育更加成熟，可以接受系统的科学文化教育。

（七）青春期

青春期的年龄范围一般为 10～20 岁，女孩的青春期开始年龄和结束年龄都比男孩早 2 年左右。青春期的开始年龄和结束年龄存在较大的个体差异，个体之间甚至可以相差 2～4 岁。此阶段个体的体格生长发育再次加速，出现第二次高峰，同时生殖系统的发育也加速并渐趋成熟。

二、个体生长发育的一般规律

在人体的生长发育过程中，机体各器官、各系统都遵循一定的发展规律。认识这些规律，有助于对婴幼儿生长发育的状况进行正确评价与指导。

生长发育遵循由上到下、由近到远、由粗到细、由低级到高级、由简单到复杂的规律。个体出生后动作发育的规律是：先抬头，后抬胸，再会坐、立、行（从上到下）；从臂到手，从腿到脚的活动（由近到远）；从全掌抓握到手指拾取（由粗到细）；先画直线后画圈、图形（由简单到复杂）。认识事物的过程是：先会看、听、感觉事物，逐渐发展到有记忆、思维、分析、判断（由低级到高级）。

机体生长发育具有以下特点。

（一）生长发育是连续的、有阶段性的过程

生长发育是连续、动态的过程,但各年龄阶段生长发育有一定的特点,不同年龄阶段生长速度不同。例如,体重和身高在出生后第1年,尤其是前3个月增加很快,第1年为出生后的第一个生长高峰;第2年以后生长速度逐渐减慢,至青春期生长速度又加快,出现第二个生长高峰。

（二）各系统、各器官生长发育不平衡

人体各系统、各器官的发育顺序遵循一定的规律。神经系统发育较早,脑在出生后2年内发育较快;淋巴系统、循环系统在婴幼儿期迅速发育,于青春期前达到顶峰,以后逐渐下降;生殖系统发育较晚。其他器官,如心脏、肝脏、肾脏、肌肉的发育基本与体格生长发育相平行。

（三）生长发育有个体差异

婴幼儿生长发育虽按一定的规律发展,但因在一定范围内受遗传、环境的影响,存在着相当大的个体差异。因此,婴幼儿的生长发育水平有一定的正常范围,所谓的"正常值"不是绝对的,评价时必须考虑个体不同的状况,才能作出正确的判断。

第二节 婴幼儿生长发育的测量与评价

一、婴幼儿生长发育的常用指标

婴幼儿体格生长常用的指标有体重、身高、头围、胸围等。

（一）体重

体重为各器官、各系统、体液的总重量。骨骼、肌肉、内脏、体脂、体液是构成体重的主要部分。因体脂与体液变化较大,体重在体格生长指标中最易波动。体重是最易获得的反映婴幼儿生长与营养状况的指标。

新生儿的出生体重与胎次、胎龄、性别以及宫内营养状况有关。我国男婴平均出生体重为3.3千克,女婴为3.2千克,与世界卫生组织的参考值相近(男3.3千克,女3.2千克)。

随着年龄的增长,婴幼儿体重的增长速度逐渐减慢。正常足月婴儿出生后第一个月体重增长可达1~1.5千克,出生后3个月的体重约为出生时体重的2倍;第一年内,前3个月体重的增加值约等于后9个月内体重的增加值,即12个月大的婴儿的体重约为出生时的3

倍(9～10千克),这也是个体出生后体重增长最快的时期,即第一个生长高峰。个体第二年体重约会增加2.5千克,2岁时体重约为出生时的4倍(12千克左右);2岁至青春前期体重增长减慢,年增长值约为2千克。

婴幼儿体重的增长为非等速的增加,评价时应以个体体重增长的变化为依据,不可用固定公式计算,也不宜把人群均数(所谓"正常值")当作标准。

(二) 身高

1. 身高

身高指头部、脊柱与下肢长度的总和,也称为身长。3岁以下婴幼儿立位测量身高不太准确,应仰卧位测量。立位与仰卧位测量值会相差1～2厘米。身高的增长规律与体重相似,年龄越小,增长越快,有婴儿期和青春期两个生长高峰。出生时个体平均身高约为50厘米,出生后第一年身高增长最快,年增长量约为25厘米;前3个月身高增长约为11～12厘米,约等于后9个月的增长值,1岁时身高约为75厘米;第二年身高增长速度减慢,一年增长总值约为10厘米,即2岁时身高约为85厘米;2岁以后身高每年增长5～7厘米。

身高受遗传、内分泌、宫内生长水平的影响较明显,短期的疾病与营养波动不太会影响身高的生长发育。

2. 坐高(顶臀长)

坐高是从头顶到坐骨结节的长度。与身高测量一样,3岁以下婴幼儿仰卧位测量结果较为准确。坐高增长能反映头颅与脊柱的生长。

(三) 头围

头围的增长与脑和颅骨的生长有关。胎儿期脑生长居全身各系统的领先地位,故婴儿出生时头相对大,平均头围为32～34厘米。头围的增长与体重、身高增长相似,出生后一年内,前3个月头围的增长(6厘米左右)约等于后9个月头围的增长值(6厘米左右),即1岁时头围约为44～46厘米;出生后第二年,头围增长速度会减慢,年增长值约为2厘米;2岁时幼儿头围约为48厘米;2～15岁头围仅增加6～7厘米。头围的测量在2岁以内最有价值。

头围采用软尺测量。婴幼儿取立位、坐位或仰卧位,成人将软尺零刻度固定于婴幼儿头部一侧眉弓上

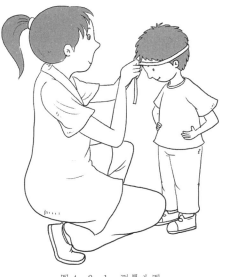

图4-2-1　测量头围

缘,软尺紧贴头皮(头发过多将其拨开),绕枕骨结节最高点及另一侧眉弓上缘回至零刻度处,软尺读数即为头围的长度。

在婴幼儿期,连续追踪测量头围比一次测量更重要。婴幼儿的头围大小与遗传因素有关,过小的头围常提示脑发育不良,头围增长过速往往提示脑积水。

(四)胸围

胸围反映肺与胸廓的生长。婴儿出生时胸围约为 32 厘米,略小于头围 1~2 厘米。1 岁左右,个体的胸围约等于头围,1 岁至青春前期,个体的胸围大于头围。

(五)头与身高的比例

在胎儿期与婴幼儿期,个体头部和脑的生长会领先,头、躯干、下肢长度的比例一直处于变化的过程中。婴幼儿的头与身高的比例约为 1∶4,成人的头与身高的比例约为 1∶8。

二、婴幼儿体格生长发育评价

婴幼儿处于快速生长发育阶段,身体形态及各部分比例变化较大。充分了解婴幼儿各阶段生长发育的规律、特点,正确评价婴幼儿生长发育状况,及早发现问题,给予适当的指导与干预,对促进婴幼儿的健康成长十分重要。

我国一般采用 2009 年卫生部发布的《中国 7 岁以下儿童生长发育参照标准》(见附录1)。婴幼儿体格生长发育的评价包括发育水平、生长速度以及匀称程度三个方面。

(一)发育水平

将某一年龄阶段所获得的婴幼儿某一项体格生长指标测量值与参考人群值比较,得到该婴幼儿在同龄婴幼儿中所处的位置,即为此婴幼儿该项体格生长指标在此年龄段的生长水平,通常以等级表示其结果。生长水平包括所有单项体格生长指标,如体重、身高、头围、胸围等,可用于个体或群体婴幼儿的生长发育评价。

早产儿的体格生长可以有一定的"落后"年龄范围,但此年龄后早产儿的各项生长指标应对标正常足月儿的生长。对早产儿进行发育水平评价时,应先矫正胎龄至 40 周胎龄(足月)后再评价,身高至 40 月龄、头围至 18 月龄、体重至 24 月龄后不再矫正。

有些单项指标,如骨龄,既代表发育成熟度,也反映发育水平。同样,体格指标测量值也可以用年龄来代表发育水平或成熟度。如一个 2 岁男孩身高 76 厘米,其身高的生长发育明显迟缓,身高的生长年龄相当于 1 岁。

对发育水平进行评价具有简单、易于掌握、易于应用的优点。对婴幼儿群体的体格发育水平进行评价,可以了解该婴幼儿群体的体格状况;对婴幼儿个体进行评价,仅能显示该婴幼儿已达到的水平,不能说明过去存在的问题,也不能预示该婴幼儿的生长趋势。

(二) 生长速度

对婴幼儿某一单项体格生长发育指标进行定期的连续测量(纵向观察),将获得的该项指标的连续测量值与参照人群的测量值比较,就能得到该婴幼儿该项体格生长发育指标的生长速度。以生长发育曲线表示生长速度简单、直观,定期体检和测量是生长速度评价的关键。婴幼儿年龄小,生长速度较快,定期检查间隔的时间不宜太长。这种动态纵向观察个体婴幼儿生长的方法,可以反映每个婴幼儿的生长轨迹,体现个体差异。因此,生长速度的评价较发育水平更能真实体现个体婴幼儿的生长状况。生长速度正常的婴幼儿,一般来说生长发育也基本正常。

每次测评都应测量婴幼儿的身高、体重,并记录在生长发育曲线图上。若婴幼儿的身高和体重在均值减两个标准差以下,则为营养不良,应引起注意;若身高和体重曲线水平较低,但与平均曲线平行,可继续观察;若连续 3 个月的生长发育曲线一直没有上升,应去医院诊治。

(三) 匀称程度

匀称程度是对体格生长发育指标之间关系的评价。

1. 体型匀称度

体型匀称度表示体型(形态)生长的比例关系。实际工作中常选用身高与体重的比,表示一定身高下相应的体重增长范围,间接反映身体的密度与充实度。可以将实际测量值与参照人群值作比较,结果常以等级表示。

2. 身材匀称度

身材匀称度以坐高/身高的比值反映下肢生长状况。将实际测量值的计算结果与参照人群值的计算结果作比较,结果常以匀称或不匀称表示。

三、婴幼儿的生长监测

(一) 生长监测

生长监测是对个体婴幼儿的体重或身高进行定期的连续测量与评估的过程,是利用生长发育曲线图监测婴幼儿体格生长和营养状况的一项适宜技术。生长监测的目的是及早发现生长缓慢的迹象,及时分析原因,采取相应的措施,促进婴幼儿身体健康。

（二）用生长发育曲线图监测婴幼儿体格生长的步骤及方法

婴幼儿生长发育曲线图主要由月龄、体重、身高三条标准参考曲线组成。

1. 定期、连续地测量婴幼儿的体重和身高

婴幼儿年龄愈小，测量的间隔时间愈短，随年龄增长可适当减少监测次数。目前，我国《国家基本公共卫生服务规范（第三版）》规定：孩子出生后一年内监测 5 次，即出生后的第 1、3、6、8、12 个月；第二年 2 次，即出生后的第 18、24 个月；第三年 2 次，即出生后的第 30、36 个月。如生长发育曲线出现异常，可增加测量次数，缩短监测的间隔时间。

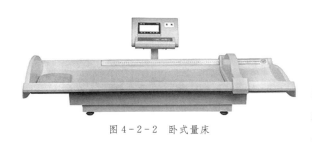

图 4-2-2　卧式量床

2. 身高和体重的测量

卧式量床适用于 0～3 岁婴幼儿，可以同时测量身高和体重。测量时脱去婴幼儿的鞋袜，使其仰卧于量床中央，头顶触及头板，成人一手扶住婴幼儿膝盖，使其腿伸直并紧贴量床底板，一手移动足板接触婴幼儿双脚足跟，读取相关数据。

3. 记录每次测量的体重和身高数值

在生长发育曲线图上按照月龄找出婴幼儿的体重和身高所在位置并以圆点标记，将两次测量记录的圆点用直线连接起来，最终可形成一条曲线，即为该婴幼儿的生长发育曲线。

4. 生长发育曲线的评价

将婴幼儿测量所得的生长发育曲线与图中的标准参考曲线相比较即可进行评价，其结果可分为以下 6 种情况。

（1）曲线平行

婴幼儿体重或身高曲线在上下两条参考曲线之间，并与任何一条参考曲线平行，说明婴幼儿的生长发育在正常范围内，并且生长趋势也是正常的。

（2）曲线上斜

婴幼儿体重或身高曲线缓慢向上偏斜，虽不与参考曲线平行，但这是个好现象，说明婴幼儿的生长发育在向好的方向发展。

（3）曲线低偏

婴幼儿体重或身高曲线虽在上升，但不与参考曲线平行，出现向下偏离，说明婴幼儿体重或身高虽在增长，但增长不足，即生长发育缓慢。

（4）曲线平坦

婴幼儿的体重或身高曲线变平，不与参考曲线平行，说明婴幼儿的体重或身高未增加，

即本次测量值与上次测量值相减等于零。

（5）曲线下斜

体重曲线向下倾斜，不与参考曲线平行，说明婴幼儿体重减轻，即本次体重测量值与上次体重测量值相减为负值。

（6）曲线剧升

体重曲线急剧上升，说明婴幼儿体重增长过快，有体重超重或肥胖的可能，应当引起重视。

分析曲线异常的原因后，就能有针对性地采取干预措施。婴幼儿的体重和身高出现增长异常，常常与喂养不当、疾病、缺乏锻炼等有关，应当向家长询问婴幼儿的生活、喂养、疾病等情况，以便提出有针对性的建议。

第三节　婴幼儿神经心理的发展与评价

一、婴幼儿的神经心理发展

在婴幼儿的成长过程中，神经心理的正常发展与体格生长具有同等重要的意义。神经心理发展主要以神经系统的发育和成熟为生理基础，包括个体感知、动作、语言的发育和注意、记忆、思维、想象、情感、个性等心理发展。和体格生长一样，神经心理发展的异常可能是某些系统疾病的早期表现，了解婴幼儿神经心理发展对疾病的早期诊断很有帮助。

（一）神经系统的发育

在胎儿期，神经系统的发育领先于其他各系统。在新生儿期，婴儿的脑重能达到成人脑重的 25％ 左右，且神经细胞数目已与成人接近，但树突与轴突少而短。婴幼儿脑重的增加主要是神经细胞体积增大和树突的增多、加长，以及神经髓鞘的形成和发育。大部分神经髓鞘的形成和发育约在 4 岁开始迅速发展。在此之前，尤其在婴儿期，各种刺激引起的神经冲动传导缓慢，且易于泛化，不易形成兴奋灶，婴幼儿易疲劳，转而进入睡眠状态。

（二）感知的发育

1. 视觉发育

新生儿已有视觉感应，瞳孔对光有反应，在安静清醒状态下可短暂注视物体，但只能看清 20 厘米左右的物体。之后，个体视觉发育迅速，1 个月后可凝视光源，开始有头眼协调；3～4 个月时喜欢看自己的手，头眼协调较好；6～7 个月时目光可随上下移动的物体沿垂直方向转动;8～9个月时已出现深度知觉,能看到小物体;18个月时已能区分各种形状;2岁时可区分垂直线与横线;5岁时已可说出部分颜色的名称;6岁时深度知觉充分发育。

2. 听觉发育

个体出生时鼓室无空气,听力差;出生后3～7日,听觉已相当良好;3～4个月时,头可转向声源,听到悦耳的声音时会微笑;7～9个月时能确定声源,区分不同的声音;13～16个月时可寻找不同响度的声源;4岁时听觉发育已基本完善。听觉发育和婴幼儿的语言发育直接相关,如果有听觉障碍且不能在语言发育的关键期内或之前得到确诊和干预,会影响婴幼儿的语言发育,甚至因聋致哑。

3. 味觉和嗅觉的发育

个体出生时味觉发育已很完善;4～5个月开始对食物轻微的味道改变很敏感,这一时期为味觉发育关键期,应适时引入各类食物。

个体出生时嗅觉中枢与神经末梢已发育成熟;3～4个月时能区分令人愉快与令人不愉快的气味;7～8个月开始对芳香气味有反应。

4. 皮肤感觉的发育

皮肤感觉包括触觉、痛觉、温度觉等。其中,触觉是引起某些反射的基础。新生儿的眼、口周、手掌、足底等部位的触觉已很灵敏,而前臂、大腿、躯干的触觉则较迟钝。新生儿已有痛觉,但较迟钝,从出生第2个月起痛觉迟钝会逐渐改善。温度觉则从一出生就很灵敏。

(三)动作的发育

婴幼儿动作的发育可分为平衡与粗大动作、精细动作两大类。

1. 平衡与粗大动作

抬头:新生儿俯卧时能抬头1～2秒,3个月时抬头较稳,4个月时抬头很稳。

坐:婴儿6个月时能双手向前撑住独坐,8个月时能坐稳。

翻身:婴儿7个月时能有意识地从仰卧位翻身至俯卧位,或从俯卧位翻身至仰卧位。

爬:婴儿8～9个月时可用双上肢向前爬。

站、走、跳:婴幼儿11个月时可独自站立片刻,15个月可独自走稳,24个月时可双脚并跳,30个月时会独脚跳。

2. 精细动作

个体3～4个月时握持反射消失。6～7个月时出现换手与捏、敲等探索性动作。9～10个月时可用拇指、食指拾物,喜欢撕纸。12～15个月时学会用勺,还会乱涂乱画。18个月时能用2～3块方积木叠高。2岁时可用6～7块方积木叠高,还会翻书。

（四）语言的发育

婴幼儿语言的发育要经过发音、理解和表达三个阶段。新生儿已会哭叫，之后会咿呀发音；6 月龄时能听懂自己的名字；12 月龄时能说简单的字词，如"再见""没了"；18 月龄时能用 15～20 个字词，指认并说出家庭主要成员的称谓；24 月龄时能按指令指出相应的人、物名和图片；3 岁时能指认许多物品的名称，并说由几个字词组成的短句；4 岁时能讲述简单的故事情节。

（五）心理的发展

1. 早期的社会行为

2～3 个月的婴儿会以笑、停止啼哭、眼神等表示认识父母；3～4 个月的婴儿开始出现社会反应性的大笑；7～8 个月的婴儿可表现出认生、对发声玩具感兴趣等；9～12 月是婴儿认生的高峰时段；12～13 个月的幼儿喜欢玩变戏法和躲猫猫游戏；18 个月的幼儿逐渐有自我控制能力，成人在附近时可独自玩很久；幼儿 2 岁时不那么认生了；3 岁前后可以开始与同伴做游戏。

2. 注意的发展

个体在婴儿期以无意注意为主，随着年龄的增长，逐渐出现有意注意。5～6 岁后，幼儿能较好地控制自己的注意力。

3. 记忆的发展

记忆是将所获得的信息记录、储存和再现的神经活动过程，可分为感觉记忆、短时记忆和长时记忆三个不同的系统。长时记忆又分为再认和重现两种：再认是以前感知的事物在眼前再次出现时能被识别；重现是以前感知的事物虽不再出现在眼前，但可在脑中出现。1 岁内婴儿只有再认而无重现，随着年龄的增长，个体的重现能力会增强。婴幼儿能按事物的表面特征进行记忆，以机械记忆为主。随着年龄的增长，理解能力、语言能力、思维能力的增强，意义记忆逐渐发展。

4. 思维的发展

个体 1 岁前后有思维萌芽，之后是初级的形象思维和初步的抽象思维，最后，个体逐渐学会综合分析、分类比较等抽象思维方法，直至具备独立思考的能力。

5. 想象的发展

新生儿无想象能力。1～2 岁幼儿仅有想象的萌芽。学龄前期的幼儿仍以无意想象为主。有意想象和创造性想象到学龄期才会迅速发展。

6. 情绪和情感的发展

新生儿因出生后不适应宫外环境,较多处于消极情绪中,主要表现为不安、啼哭,而哺乳、抱、摇、抚摸等则可使其情绪愉快。婴幼儿的情绪表现特点是时间短暂、反应强烈、容易变化、外显而真实。随着年龄的增长,婴幼儿对不愉快因素的耐受性逐渐增强,能够有意识地控制自己,使情绪趋向稳定,这有助于他们今后形成稳定的情感。

7. 个性和性格的发展

个体在婴儿期由于一切生理需要均依赖成人,逐渐建立对亲人的依赖性和信任感。在幼儿期个体已能独立行走,说出自己的需要,有一定的自主感,但又未脱离对亲人的依赖,常常出现违拗言行与依赖行为交替出现的现象。学龄前期的幼儿自理能力有所提高,主动性增强,但主动行为失败时易出现失望和内疚的情绪。学龄期开始,儿童的学习生活日趋规律,他们重视自己勤奋学习的成就,如学业不成功将产生自卑心理。青春期,个体的体格生长和性发育开始成熟,社交增多,心理适应能力增强,但情绪容易波动,在感情问题、伙伴问题、职业选择、道德评价和人生观等问题上,如果处理不当易发生性格变化,但性格一旦形成即相对稳定。

二、婴幼儿神经心理发展的监测

(一) 心理测试

神经心理发展水平主要表现在感知、粗大动作、精细动作、语言以及社会适应能力等方面。个体在不同的年龄段表现出不同的水平,可以通过智能发育检查或心理测试进行测定,以了解婴幼儿的神经心理发展状况。正如体格生长监测一样,神经心理发展也需要定期监测。心理测试是指对婴幼儿的感知、运动、语言及心理过程等方面开展的检测,也被称为发育测验或发育评价。

1.《丹佛发展筛选测验》(DDST)

适用于 0~6 岁幼儿,共 104 项,并按个人—社会、精细动作—适应性、语言、大动作四个能区划分。筛查结果分为正常、异常、可疑和无法解释,如属于后三种情况还应当进一步做诊断量表的测试。

2.《贝利婴儿发展量表》(BSID)

适用于 1~30 个月的婴幼儿,包括智能量表、运动量表、社会行为记录表三部分,可用于诊断测试。

3.《格塞尔发育量表》

适用于 4 个月~3 岁的婴幼儿,包括应人能、应物能、言语能、动作能四个方面,可用于诊断测试。

4.《婴幼儿发育诊断量表(0～6岁)》

这是我国首都儿科研究所在 20 世纪 80 年代初自主研发的测试工具,后经过多次修订,主要测试大动作、精细动作、适应能力、语言和社会行为五个方面。该量表符合中国国情,稳定性好,常用于诊断测试。

婴儿期常用的心理测试是《丹佛发展筛选测验》,作为筛查性量表,《丹佛发展筛选测验》只能了解婴幼儿当前的发育是正常还是异常,如属于异常还需要进一步做诊断测试。

诊断测试用的《格塞尔发育量表》《贝利婴儿发展量表》《婴幼儿发育诊断量表(0～6岁)》,能够较精确、客观地反映婴幼儿的智能和发育水平,显示其生长发育的阶段和成熟程度,也可反映发育异常的程度。

(二)心理测试的意义

心理测试只反映婴幼儿当时的发展水平,不能预测其今后的发展。

在婴幼儿期,借助心理测试结果可以判断中度以下的智能发育迟缓和感觉发育异常,但不能在发育正常与异常之间画出明显的界线,只能说测试结果离均值越远,说明异常越明显,应对婴幼儿及早进行干预。

粗大动作的测试结果受环境影响比较大,不能预测其今后的发展。精细动作的测试结果更能反映婴幼儿的实际发展水平。语言发展有一定的时间范围,即使智能正常的婴幼儿语言发育也有可能延迟,故对测试结果的解读关键在于婴幼儿对语言的理解能力。

第四节　婴幼儿常见的行为问题

婴幼儿发育过程中出现行为问题,有些容易被家长忽略,有些又被过分严重看待。有必要对正常的和异常的婴幼儿行为进行区分。婴幼儿的行为问题一般可分为:生理功能行为问题,如遗尿、遗便、多梦、睡眠不安、夜惊、食欲不佳、过分挑剔饮食等;动作行为问题,如婴幼儿擦腿综合征、咬指甲、磨牙、吸吮手指、咬或吸衣物、挖鼻孔、咬或吸唇、活动过多等;社会行为问题,如破坏、偷窃、说谎、攻击等;性格行为问题,如惊恐、害羞、忧郁、社交退缩、交往不良、违拗、易激动、过分依赖、过分敏感、嫉妒、发脾气等;语言行为问题,如口吃等。男孩的行为问题常多于女孩,男孩多表现为动作与社会行为问题;女孩多表现为性格行为问题。

　　婴幼儿行为问题的发生与父母对子女的期望、教养方式，父母的受教育程度，学习环境等因素显著相关。多数婴幼儿的行为问题可在发育过程中自行消失。

　　下面介绍几种常见的婴幼儿行为问题。

一、屏气发作

　　屏气发作是表现为呼吸运动暂停的一种异常性格行为问题，多发于 6～18 个月的婴幼儿，5 岁前会逐渐自然消失。屏气发作常在情绪急剧变化时发作，婴幼儿发怒、恐惧、剧痛、剧烈叫喊时，常有换气过度，使呼吸中枢受抑制，出现屏气、脑血管扩张，严重者甚至会脑缺氧，出现昏厥、丧失意志、口唇发绀、躯干四肢挺直、四肢抽动等现象，持续 0.5～1 分钟后呼吸恢复，症状缓解，口唇返红，全身肌肉松弛而清醒，一日可发作数次。

　　有此行为问题的婴幼儿性格多暴躁、任性、好发脾气。对这些婴幼儿应加强家庭教育，遇矛盾冲突时家长应耐心说理解释，避免粗暴地打骂，尽量不让婴幼儿有发脾气和哭闹的机会。

二、吮拇指和咬指甲

　　婴儿在生理上有吮吸的要求，常吮吸手指尤其是拇指以安慰自己。这种行为常发生在婴幼儿饥饿时和睡前，多随年龄增长而消失。但有些婴幼儿因心理上得不到满足而精神紧张、恐惧焦虑，未获父母陪伴又缺少玩具、音乐、图片等视听觉刺激，便吮吸手指，渐成习惯，直至年长时尚不能戒除。长期吮吸手指可影响婴幼儿牙齿、牙龈及下颌的发育，致下颌前突、齿列不齐，妨碍咀嚼。

　　咬指甲习惯的形成过程与吮拇指习惯的形成相似，也是情绪紧张、感情需求得不到满足而产生的不良行为，多见于学龄前期和学龄期儿童。

　　对有吮拇指和咬指甲行为问题的婴幼儿要多加爱护和关心，消除其孤独的情绪情感；在手指上涂抹苦药等方法往往并不奏效。当婴幼儿吮拇指或咬指甲时，应将其注意力分散到其他事物上，切勿打骂讽刺，使之产生自卑心理。

三、遗尿

　　大多数正常幼儿在 2～3 岁时已能控制排尿，如幼儿在 5 岁后仍发生非主观排尿即为遗尿，因大多数发生在夜间熟睡时，也被称为夜间遗尿症。遗尿可分为原发性和继发性两类：原发性遗尿较多见，多半有家族史，男多于女（约为 3∶1），无器质性病变，多因控制排尿的能力发育迟滞所致；继发性遗尿大多由于全身性或泌尿系统疾病如糖尿病、尿崩症等引起，其他如智力低下、神经精神创伤、泌尿道畸形、感染，尤其是膀胱炎、尿道炎、会阴部炎症等都可引起继发性遗尿。继发性遗尿在原发疾病痊愈后，症状即可消失。

原发性遗尿多发生在夜间，偶见白天午睡时或清醒时；其发生频率不一，每周1～2次、每夜1次、甚至每夜数次都有可能。婴幼儿健康状况欠佳、疲倦、过度兴奋或紧张、情绪波动等都可能使症状加重，有时症状会自动减轻或消失，亦可能复发。约50%患有原发性遗尿的婴幼儿可于3～4年内，随着发作次数的逐渐减少而自愈，也有一部分患儿持续遗尿直至青春期，造成严重的心理负担，影响正常的生活与学习。

如果婴幼儿遗尿，必须先排除会引起继发性遗尿的全身或局部疾病，应详细询问其病史，包括有无尿急、尿频、尿痛等泌尿系统感染症状，家庭、早教机构中的情况，训练排尿的过程等。此外，全身和会阴部的检查也很重要，应做的检验项目包括尿常规、尿糖、中段尿培养等。

原发性遗尿的治疗首先要取得家长和患儿的合作。医生会指导家长为婴幼儿安排适宜的生活制度，坚持排尿训练，绝对不能在婴幼儿发生遗尿时加以责骂、讽刺、处罚等，否则会加重患儿的心理负担。可引导患儿将排尿间隔时间逐渐延长，每次排尿务必排尽；晚餐后应控制水的摄入量，睡前排尿不宜过度兴奋；患儿睡熟后，父母可在其经常遗尿时间之前唤醒，使其习惯于觉醒时主动排尿，必要时亦可采用警报器协助训练。

四、婴幼儿擦腿综合征

婴幼儿擦腿综合征是婴幼儿通过擦腿引起兴奋的一种行为问题。发生擦腿综合征的婴幼儿智力正常，发作时神志清醒，多在入睡前、醒后或玩耍时发作，注意力被分散时会终止。发作时，女孩喜坐硬物，手按腿或下腹部，下肢伸直交叉夹紧，手握拳或抓住东西使劲；男孩多俯卧在床上、来回蹭，或与女孩的表现类似。女孩发作后外阴充血，分泌物增多；男孩阴茎勃起，尿道口稍充血，有轻度水肿。

有研究者认为婴幼儿擦腿综合征是婴幼儿因外阴局部受刺激而形成的反复发作习惯；也有研究者认为发作时婴幼儿有性激素水平紊乱。虽然该行为问题病因不明，治疗意见亦不统一，但使患儿平时生活轻松愉快，解除其心理压力，鼓励其参与各种游戏活动是公认的必要措施。婴幼儿发作时，可以用有趣的事物分散其注意力，睡前让其疲倦使其很快入睡，醒后立即起床等均可减少发作机会。应注意婴幼儿的会阴清洁，每日清洗；婴幼儿白天玩耍时也应使用尿布或纸尿裤，尽早穿满裆裤保护会阴皮肤，避免感染。有时擦腿综合征发作的表现与癫痫相似，应做脑电图确定是否为癫痫。婴幼儿擦腿综合征多随婴幼儿年龄的增长而逐渐自行缓解。

五、儿童注意缺陷多动障碍

儿童注意缺陷多动障碍（ADHD）在我国也被称为多动症，是婴幼儿期常见的行为问题，表现为与年龄和发育水平不相称的注意力不集中和注意时间短暂、活动过度和冲动，常伴有学习困难和适应不良。国内外的调查发现，在小学阶段儿童此行为问题的发生率约为3％至7％，男孩发生率明显高于女孩。部分患儿成年后仍有症状，并明显影响其学业、身心健康以及成年后的家庭生活和社交能力。该行为问题目前病因不清。

儿童注意缺陷多动障碍的主要表现有以下几种。

（一）注意缺陷

与年龄不相称的明显注意集中困难和注意持续时间短暂，是注意缺陷多动障碍的核心症状。患儿常常在听课、做作业或其他活动时注意力难以持久，容易因外界刺激而分心；在学习或活动中不能注意到细节，经常因为粗心发生错误；注意力维持困难，经常有意回避或不愿意从事需要较长时间持续集中精力的任务，如课堂作业或家庭作业；做事拖拉，不能按时完成作业或指定的任务；容易丢三落四，经常遗失玩具、学习用具，忘记日常的活动安排等。

（二）活动过多

表现为患儿经常显得不安宁，手足小动作多，不能安静地坐着，会在座位上扭来扭去；在教室或其他要求安静的场合擅自离开座位，到处乱跑或攀爬；难以从事安静的活动或游戏，一天到晚忙个不停。

（三）行为冲动

患儿会在信息不充分的情况下快速地做出行为反应；表现冲动，做事不顾及后果、凭一时兴趣行事，为此常与同伴发生打斗或纠纷，造成不良后果；在别人讲话时插嘴，或打断别人的谈话，在老师的问题尚未说完时便迫不及待地抢先回答；不能耐心地排队等候。注意缺陷、活动过多和行为冲动是儿童注意缺陷多动障碍的标志性症状，具有诊断价值。

（四）学习困难

因为注意缺陷和多动影响了患儿在课堂上的听课效果、完成作业的速度和质量，常常致使学业成绩差，常低于其智力所应该达到的学业成就水平。

家长如发现孩子有以上症状，可及时带孩子去医院就诊。

六、孤独症谱系障碍

孤独症谱系障碍又被称为自闭症或孤独症。孤独症谱系障碍的患儿男女比例约为4：1,女孩的症状一般较男孩严重。

孤独症谱系障碍患儿一般发育异常开始于3岁前,主要表现为三大核心症状,即社会交往障碍、交流障碍、兴趣狭窄和刻板重复的行为方式。

(一)社会交往障碍

患儿在社会交往方面存在质的缺陷。在婴儿期,患儿回避目光接触,对人的声音缺乏兴趣和反应,没有期待被抱起的姿势,或抱起时身体僵硬、不愿与人贴近。在幼儿期,患儿仍回避目光接触,呼之常无反应,对父母不产生依恋,缺乏与同龄婴幼儿交往或玩耍的兴趣,不会以适当的方式与同龄婴幼儿交往,不能与同龄婴幼儿建立伙伴关系,不会与他人分享快乐,遇到不愉快或受到伤害时也不会向他人寻求安慰。学龄期后,随着年龄增长及病情改善,患儿对父母、同伴可能变得友好而有感情,但仍明显缺乏主动与人交往的兴趣和行为。有部分患儿愿意与人交往,但交往方式仍存在问题,他们对社交规则缺乏理解,对他人情绪缺乏反应,不能根据社交场合调整自己的行为。

(二)交流障碍

1. 非言语交流障碍

患儿常以哭或尖叫表示他们的不舒适或需要。稍大的患儿可能会拉着成人的手走向他想要的东西,但缺乏相应的面部表情,或表情显得很漠然,很少用点头、摇头、摆手等动作来表达自己的意愿。

2. 言语交流障碍

患儿在言语交流方面存在明显障碍,包括:语言理解力不同程度受损;言语发育迟缓或不发育,也有部分患儿2~3岁前曾有表达性言语,但以后逐渐减少,甚至完全消失;言语形式及内容异常,患儿常常存在模仿言语、刻板重复言语的现象,语法结构、人称代词常用错,语调、语速、节律、重音等也存在异常;言语运用能力受损,部分患儿虽然会背儿歌、背广告词,但很少用言语进行交流,且不会提出话题、维持话题,或仅靠刻板重复的短语进行交谈,纠缠于同一话题。

(三)兴趣狭窄及刻板重复的行为方式

患儿对一般婴幼儿喜爱的玩具和游戏缺乏兴趣,而对某些物品却特别感兴趣,如车轮、瓶盖等圆的可旋转的物品。有些患儿还对塑料瓶、木棍等非生命物产生依恋行为。

患儿的行为方式常常很刻板,常用同一种方式做事或玩玩具,要求物品放在固定位置,出门非要走同一条路线,长时间内只吃少数几种食物等。还常会出现刻板重复的动作和奇特怪异的行为,如重复蹦跳,将手放在眼前凝视、扑动,用脚尖走路等。

孤独症谱系障碍为慢性病症,预后较差,约2/3患儿成年后无法独立生活,需要终生照顾和养护。影响预后的因素主要包括:患儿的智商、患儿5岁时有无交流性语言、教育训练情况。如在早期就能进行有计划的医疗和矫治教育并能长期坚持,有助于改善预后。

孤独症谱系障碍治疗原则:第一,早发现,早治疗;治疗年龄越早,改善程度越明显。第二,促进家庭参与,让父母也成为治疗的合作者或参与者;患儿本人、婴幼儿保健医生、患儿父母及老师、心理医生和社会应共同参与治疗过程,形成综合治疗团队。第三,坚持以非药物治疗为主,药物治疗为辅,两者相互促进的综合化治疗培训方案。第四,治疗方案应个体化、结构化和系统化,根据患儿病情因人而异地进行治疗,并依据治疗效果随时调整治疗方案。第五,治疗、训练的同时要注意患儿的身体健康,预防其他疾病。第六,坚持治疗,持之以恒。

预防是降低孤独症谱系障碍出生风险的重要措施。在妊娠早期,即胚胎神经管形成和发育期,孕妇应避免滥用药物,特别是抗癫痫类药物;避免病毒性感染;避开冷热温差变化较大的环境;避免受重大精神刺激和创伤等。

思考题:

1. 影响婴幼儿生长发育的主要因素有哪些?

2. 婴幼儿的生长发育阶段应如何划分?各阶段的特点分别是什么?

3. 如何测量婴幼儿的身高、体重和头围?

4. 如何观察和了解婴幼儿的神经心理发展情况?

第五章　特殊婴幼儿的家庭教育指导

第一节　特殊婴幼儿的早期干预

一、特殊婴幼儿早期干预概述

（一）特殊婴幼儿

广义的特殊婴幼儿是指与正常婴幼儿在各方面有显著差异的各类婴幼儿，这些差异可表现在智力、肢体、感官、情绪、行为或言语等方面，既包括发育水平低于正常水平的婴幼儿，也包括发育水平高于正常水平的婴幼儿，以及有轻微违法犯罪行为的婴幼儿。[①]

狭义的特殊婴幼儿专指残疾婴幼儿，即身心发展上有各种缺陷的婴幼儿，又被称为缺陷婴幼儿、障碍婴幼儿，包括智力障碍、肢体残疾、听觉障碍、视觉障碍、情绪和行为障碍、多重残疾等多种类型。狭义概念的特殊婴幼儿普遍存在第一性缺陷和第二性缺陷。第一性缺陷是指身体器官和组织有损伤或功能缺失，如大脑有器质性或功能性损伤，听觉、视觉系统有损伤或功能丧失等；第二性缺陷是与第一性缺陷有某种联系或是由第一性缺陷所导致的缺陷，如认知缺陷、言语缺失等。本章主要探讨狭义概念下的特殊婴幼儿的生长发育及家庭教育指导。

（二）早期干预

早期干预（early intervention）是在 20 世纪末期美国首先提出的，主要是为改善不良经济、文化条件下婴幼儿的成长状况，而采取的补救性措施、补偿性教育。现在，早期干预主要是指为学龄前儿童（0～6 岁）中有发展缺陷或有发展缺陷可能的孩子及其家庭提供的各项专业服务：包括早期鉴别、早期发现、早期诊断，并针对其特殊需要提供医疗、保健、康复、教育、心理咨询、社会服务及家长培训等综合性服务。[②]

从上述概念可看出，早期干预本质上属于一种综合性服务，0～3 岁的婴幼儿、3～6 岁的学前儿童都包含在内。早期干预以专业整合的方式进行，同时根据每个孩子及家庭的特殊

[①]　朴永馨. 特殊教育辞典［M］. 北京：华夏出版社，2014.
[②]　张福娟，杨福义. 特殊儿童早期干预［M］. 上海：华东师范大学出版社，2011：3.

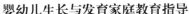

需要,提供个别化指导与服务。

二、特殊婴幼儿早期干预的服务对象

(一) 特殊婴幼儿的类型

1. 存在生理缺陷的婴幼儿

这类婴幼儿存在着先天或后天因素造成的明显可见的生理缺陷,需要得到医治与康复训练。他们相较于发育迟缓婴幼儿、高危婴幼儿更容易被发现,包括脑性瘫痪婴幼儿、听觉障碍婴幼儿、视觉障碍婴幼儿、肢体残疾婴幼儿、颜面损伤婴幼儿、多重障碍婴幼儿等。

2. 存在心理障碍的婴幼儿

这类婴幼儿存在因某种生理缺陷,功能障碍,或各种环境因素作用下出现的心理活动和行为异常。这类婴幼儿包括孤独症谱系障碍婴幼儿、注意缺陷多动障碍婴幼儿、精神发育迟滞婴幼儿、精神分裂婴幼儿等。

3. 发育迟缓的婴幼儿

这类婴幼儿在生理、认知、语言、社会化和生活自理等方面的发展存在异常或可预见的发展异常。

4. 高危婴幼儿

由遗传、怀孕、分娩或环境中的不利因素造成的,具有发育迟缓或缺陷风险的婴幼儿。这类婴幼儿主要包括高危妊娠母亲产下的婴幼儿;母亲妊娠期间曾有疾病史(如感染性疾病、妊娠期高血压、妊娠期糖尿病、妊娠期心脏病等)的婴幼儿;早产的婴幼儿(即胎龄低于37周);低体重的婴幼儿(出生体重在2 500克以下);出生时重度窒息的婴幼儿;新生儿期颅内出血的婴幼儿;生物化学代谢异常(如低血糖症、高胆红素血症等)的婴幼儿;有疾病的新生儿等。[①] 这些婴幼儿在胚胎期、新生儿期、婴儿生长发育早期,受到不利因素的影响,这些不利因素增加了他们今后发展迟缓的可能性。

家庭是婴幼儿成长的基地。在特殊婴幼儿教养过程中,家长会遇到很多问题和困难。早期干预工作中,上述四类婴幼儿及他们的家庭成员尤其是父母,都是早期干预的服务对象。

在早期干预服务中,既包含对家长自身各种心理问题的疏导,还包含育儿的指导,如护理、教育和训练特殊婴幼儿的基本知识和技能技巧。提升家庭干预能力是帮助特殊婴幼儿得到有效矫治的重要手段之一。

---

① 朱楠.特殊儿童发展与学习[M].武汉:武汉大学出版社,2016:27.

（二）特殊婴幼儿的干预时机

婴幼儿期是个体身心发展十分迅速的时期,可塑性很强。大多数学者认为早期干预的对象以 0~6 岁为宜。目前,我国大部分地区仅为 3~6 岁特殊儿童提供早期干预服务,0~3 岁特殊婴幼儿的早期干预工作还很薄弱。

随着现代脑科学的发展,0~3 岁是人类大脑发育高峰期的理论已被印证。因此,对 3 岁以下特殊婴幼儿开展早期干预工作至关重要。

（三）部分特殊婴幼儿的智商界定

当婴幼儿经过综合诊断,并且诊断性测试结果表明其发育的某一方面或某几方面落后,不论落后表现在哪一领域,都应接受早期干预。具体还包括:在标准化的智力测验中智商得分低于平均分两个标准差以上的婴幼儿;智商在边缘范围,即 1 岁以内发展商在 75 以下,1 岁以上发展商在 85 以下的婴幼儿;总的发展商并不低,但在某个或某两个领域内的发展商在 80 以下的婴幼儿。[①]

第二节　特殊婴幼儿家庭早期干预

家庭早期干预是指在家庭范围内,对生长早期有发育障碍或有发育障碍可能的婴幼儿进行教育、康复训练、营养保健等的一系列活动。家庭早期干预的目的是促进婴幼儿身体、个性、自理能力、社会适应等方面的发展,为其今后进入教育机构以及融入社会创造条件。

家庭早期干预在一定程度上会直接影响特殊婴幼儿的成长,因此这里着重介绍家庭早期干预的必要条件、内容、原则和注意事项。

一、特殊婴幼儿家庭早期干预的必要条件

（一）家长对特殊婴幼儿和家庭早期干预的正确认识

家庭环境是特殊婴幼儿早期教育的关键,家长对特殊婴幼儿和家庭早期干预的正确认识是有效实施家庭早期干预的首要条件。如果家长不愿正视婴幼儿的残障,导致错过最佳的干预时间,那么引起继发性残障的风险会增加;如果家长过度保护婴幼儿,导致特殊婴幼儿过分依赖他人,那么也可能造成婴幼儿其他方面正常发展的概率降低。

---

① 张福娟,杨福义.特殊儿童早期干预[M].上海:华东师范大学出版社,2011:5.

家长明确家庭干预的职责,规律性地为特殊婴幼儿进行早期康复训练,保障营养保健,克服精神压力及经济负担,整合各方力量,持续性进行家庭干预和训练,是实现特殊婴幼儿个别化干预的最主要途径。

(二) 家庭成员的相互支持和积极参与

家庭成员的相互支持和积极配合是开展家庭早期干预的重要条件。特殊婴幼儿的训练和干预对家庭而言,意味着人力的束缚、经济的压力及持续性的精神考验,家庭成员彼此之间的相互支持、分工合作就显得格外重要。家庭成员应各司其职,使干预尽早、有规律且持续地进行,这对特殊婴幼儿的发展尤为重要。

(三) 专业人员的指导与支持

家庭早期干预是以家长为主力进行的干预,在整个干预过程中,专业人员起到指导、辅助、评估反馈以及支持的作用。专业人员不仅要帮助家长掌握正确的干预技术,还能在遇到问题时及时和家长沟通调整策略,给予家长鼓励和支持,让家长看到干预的效果,从而坚定持续干预的信心。专业人员与家长相互合作,才能最有效地促进特殊婴幼儿全面健康的成长。

二、特殊婴幼儿家庭早期干预的内容

虽然家庭早期干预为特殊婴幼儿接受学校教育提供了准备状态,同时也是学校教育和机构康复的必要补充,但是家庭早期干预有自己的特点,并非简单复制学校或机构的干预内容。家庭早期干预的内容应该结合家庭自身的特点来确定。

(一) 促进特殊婴幼儿身体机能康复与运动能力的发展

对于身体有残障或发育迟滞的特殊婴幼儿来说,家庭不仅要提供基本的营养与锻炼,还需要提供特殊的帮助,如积极进行缺陷器官或残疾肢体的机能康复训练,提高运动能力。为此,特殊婴幼儿的家长应该从以下几方面着手。

1. 保障营养摄入

婴幼儿期是个体身体发育的重要时期。家长要重视婴幼儿营养的摄入,掌握膳食搭配的知识和科学喂养的方法。根据美国斯坦福大学教授罗斯高(Scott Rozelle)在我国贫困农村近十年的研究显示,在我国农村,贫血、体质虚弱、认知能力下降、学习时无法集中注意的孩子占样本的 27%;肚子里有蛔虫、影响身体发育的孩子占样本的 33%。[①] 由此可见,营养

---

① 罗斯高.农村儿童的发展怎样影响未来中国[J].新华月报,2017(20):56-61.

摄入不足会造成婴幼儿发育迟滞。家长应该根据婴幼儿的特点,为其准备富含营养的食物。家长在食物供给上应注意以下几点。

第一,选择新鲜、天然、品质好且经济实惠的食物。

第二,制订健康合理的三餐食谱,规律进食,培养婴幼儿健康的饮食习惯。

第三,控制调味品的使用,烹饪时以"四少一多"为原则。四少:糖少、盐少、酱油少、味精少。一多:醋多。避免口味过浓、过重、过于刺激的食品,以清淡食品为主。

第四,零食的选择要健康,避免膨化、油炸、腌制食品及含糖高、含酒精的饮料;零食供给最好安排在饭前两小时,控制进食量,以不影响正餐食欲为原则。

2. 有针对性地进行康复训练

特殊婴幼儿由于生理上的残障,一般会接受专业康复机构有针对性的训练。但是这些机构为孩子提供的训练无论从时间还是内容广度来说,都无法满足婴幼儿成长的需要,而且很多机构也强调婴幼儿在家中还要继续练习相应的训练内容。因此,家长一方面应配合专业康复机构,多掌握有关的训练方法和技巧,在家中对孩子进行辅导训练;另一方面,还可以借助日常生活中的各种活动来帮助孩子进行康复训练。

3. 加强特殊婴幼儿的身体锻炼

对于正处在生长发育阶段的特殊婴幼儿来说,体育锻炼对其大脑功能、肢体功能的恢复和发育具有促进作用。体育锻炼既能提高婴幼儿的耐力、灵敏性、平衡感,还能帮助其掌握基本运动技能,同时促进智力的发育。特殊婴幼儿的身体锻炼包括粗大动作训练和精细动作训练两个方面。

粗大动作训练以头颈部动作、躯干动作、上肢动作、下肢动作四种核心能力为主。其目的是在掌握动作的基础上促进骨骼和肌肉的发育、提高身体协调性,增强感官与机能的配合,提升动作的力度和速度;精细动作训练以手腕部小肌肉动作为主,包括大把抓、手指捏、穿珠、写字等动作,是康复训练中必不可少的训练内容,要求婴幼儿能逐渐做到依据指示做精细而准确的动作。精细动作训练时必须由易到难,难度逐步加深。家庭生活中,家长也可充分利用家务劳动及体育游戏帮助婴幼儿开展锻炼,这有助于提高特殊婴幼儿的自信和成就感;还可以利用公园和儿童娱乐场所的体育器材开展户外体育活动。

（二）促进特殊婴幼儿心理及个性品质的发展

对特殊婴幼儿来说,其心理及个性品质的培养由家庭与父母承担着主要职责,这也是家庭早期干预的重要内容之一。

良好个性品质是个体适应社会生活的心理基础。与正常婴幼儿相比较,听觉障碍婴幼

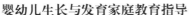

儿更多表现出自卑、情绪不稳定等个性特点，影响他们与周围人的接触，不利于其适应社会生活。心理学研究表明，婴幼儿期是个体个性品质形成的关键期。在这一时期，家庭教育对个体个性品质的形成起决定性作用。

在特殊婴幼儿良好个性品质的培养过程中，家长应该注意以下几个方面。

第一，提高自身素质，为婴幼儿树立榜样。婴幼儿学习的主要方式就是模仿，家长的言行是他们判断好坏的标准，也是他们学习的榜样。与正常婴幼儿相比，特殊婴幼儿的社交面更为狭窄，所以家长的言行举止对他们的影响就更为突出。家长应注意自己的言行举止、兴趣爱好以及生活态度等，为婴幼儿良好个性品质的形成起到示范作用。

第二，创设民主的家庭教养环境，保障婴幼儿心理健康。对于特殊婴幼儿来说，由于身心上的障碍，往往更需要家长具备乐观的态度，形成一个民主的家庭氛围。这会对婴幼儿勇敢面对自己的残障，树立与困难作斗争的勇气和信心等积极个性品质的培养起到重要的作用。不论是溺爱型的家庭教养方式，还是放任型或粗暴型的家庭教养方式，都不利于婴幼儿心理的健康发展和良好个性品质的形成。

第三，根据婴幼儿的特点，因势利导，帮助其形成良好的个性品质。由于遗传因素及生活环境的影响，每个婴幼儿都具有不同的心理特点，家长应根据孩子的特点，因势利导，选择合适的引导方法。如有的孩子天生对外界比较敏感、内向，家长切忌过度保护，应多给予尝试的机会，多给予鼓励，帮助孩子增强自信心，提升安全感。

（三）促进特殊婴幼儿自理能力和独立技能的发展

自理能力是特殊婴幼儿家庭早期干预的重要内容之一。自理能力是指婴幼儿在生活中自我照料的行为能力，包括自主进食、穿衣、个人清洁、如厕、安全防范等。对于特殊婴幼儿而言，生活自理能力是今后顺利生活的基础，也是他们融入社会、被他人接纳的必要保证。婴幼儿具有可塑性和模仿性强的特点，处于培养良好生活习惯和自理能力的关键期。家长可以有计划地让特殊婴幼儿熟悉日常生活的要求，教给他们各种自理的技能。

1. 进食训练

特殊婴幼儿进食训练包括进食习惯培养和进食技能训练两方面。前者包括按时按量吃饭、饭前洗手、不偏食、不过量吃零食等；后者包括使用勺子和筷子吃饭，清理和清洗餐具，以及重度残障婴幼儿进行咬、吞、咽、喝、吸等动作的训练。这些内容可以在日常生活中进行，如先手把手教孩子抓积木等较大的物品，以此锻炼手眼协调能力；当孩子学会大把抓后，把大的物品换成小的物品，锻炼准确性；接着让孩子使用大勺盛沙土、米粒，或捞水盆中的物品；学会用大勺后，让孩子学习使用小勺，练习给娃娃喂饭。

在训练中要注意,当孩子开始自己吃饭时,常会弄洒食物,这时不要责备孩子,而是要鼓励孩子,让他始终保持愉快的心情进餐。

2. 穿衣技能训练

穿脱衣服与鞋袜是日常生活中必备的生活技能。家长可以通过示范和训练,逐步指导婴幼儿掌握穿衣技能。

首先,应教会孩子认识上衣、裤子、鞋子、袜子和各种衣着的名称。其次,教孩子学会扣纽扣、拉拉链。第三,训练孩子穿脱开衫、套头衫和裤子,孩子的裤子以松紧带作裤腰为宜,便于孩子穿脱。最后,训练穿脱袜子、鞋子,训练时用的鞋可以大一些,鞋口固定,最好是用松紧带或尼龙搭扣。

3. 个人卫生习惯的养成

良好的个人卫生习惯有助于身体健康,有助于特殊婴幼儿将来独立或半独立生活。个人卫生习惯包括:刷牙、洗手、洗脸、洗澡、剪指甲、梳头等。家长既可以借助每天的生活起居让孩子练习,也可以专门进行有针对性的训练。如教孩子洗脸时,将毛巾打湿;然后用毛巾擦洗眼部、嘴部、面部、耳后的污垢;最后教孩子拧干毛巾。

4. 如厕训练

家长应根据特殊婴幼儿的年龄、生理和心理特点选择合适的如厕用具,并有针对性地进行相关训练。低龄婴幼儿进行相关训练时,家长不要操之过急,尤其对于残障程度较重的婴幼儿更要有耐心,避免造成孩子心理紧张;家长要细心观察孩子大小便的生理信号,如忽然站定不动、皱眉头、闭紧嘴等,这时可以尽快帮助孩子脱下裤子;家长可以用声音信号帮助孩子形成条件反射,如"嘘""嗯嗯"等,当孩子能配合家长做出反应时,要给予表扬;当孩子会坐之后,还可以尝试让他们学着使用便盆;随着孩子年龄增长和能力提高,还要引导孩子认识大小便的场所,学着使用卫生纸。

5. 做好安全防范工作

特殊婴幼儿由于身心方面存在缺陷,在安全方面遇到的问题比正常婴幼儿要多很多。因此,安全防范也是家庭早期干预的重要内容之一。

为避免或减少意外事故的发生,尽量不让婴幼儿进入厨房,防止烫伤、割伤等;家中锋利的器具和其他可能造成危险的物品,如剪刀、打火机、缝衣针等要放在婴幼儿够不到的地方;家中的小药箱、杀虫剂、洗涤剂等,应远离婴幼儿的活动范围,以免误食或意外泄露;家中的电源插座、电扇和其他各类电器,要有防护措施,避免婴幼儿随意触摸而引起事故。

在户外玩耍时,可以有意识地训练婴幼儿知道要远离河畔、井边等有危险的地方;上街时,教导婴幼儿要遵守交通规则,学会躲避车辆。

（四）促进特殊婴幼儿前学业学习和认知能力的发展

对特殊婴幼儿来讲，前学业学习能力主要是培养他们良好的阅读习惯，而认知能力主要是培养他们感知和认识事物的能力。

1. 前学业学习能力的培养

早期阅读的主要目的不是认字，也不是获取多少知识，而是培养婴幼儿的阅读习惯，让他们享受到阅读带来的快乐。特殊婴幼儿因为种种限制，可能会影响他们的阅读，但阅读活动依然对特殊婴幼儿的发展有积极的影响。在培养特殊婴幼儿阅读习惯的时候，家长应注意以下几点。

阅读内容应符合婴幼儿的兴趣，内容要简洁。家长平时应该留心观察孩子的兴趣，为其提供符合他们兴趣的图书。对于特殊婴幼儿来说，可以根据他们的特点选取合适的图书，如为盲童提供有声图书等。当然，图书的内容可以根据婴幼儿的年龄和残障类型来安排。如年龄较小的残障婴幼儿以及智力发育迟缓的婴幼儿，为他们挑选的图书应以简单的实物图片为主。

在阅读中，有些婴幼儿喜欢用嘴撕咬图书，因此为其提供的图书应该是不易撕破的、可以清洁的，如塑料或布艺的。撕、咬、乱翻、摆弄，都是婴幼儿阅读的方式。通过这些方式，婴幼儿对书有了一定的了解。家长切忌用粗暴的方式矫正孩子的这些行为。另外，由于婴幼儿注意力保持时间短，特殊婴幼儿保持注意力的时间更短，因此，当特殊婴幼儿注意力转移或对图书的关注时间很短时，不要强迫其继续阅读。

2. 认知能力的培养

婴幼儿在出生时已具备最初的认知能力，之后的几年是婴幼儿认知能力发展的关键期。家长不能只关注婴幼儿的残障而忽视了其认知能力的培养。在日常生活中，家长可以根据孩子的实际情况，为他们提供具有良好刺激的环境，激发他们探索周围环境的积极性，从外界获取更多的信息。例如，可以通过感觉统合的教具进行游戏训练，感觉统合训练用的秋千既可以发展婴幼儿的本体觉及前庭觉，还可以促进其视觉系统及神经系统的成熟。

三、特殊婴幼儿家庭早期干预的原则

对特殊婴幼儿进行家庭早期干预必须遵循以下原则。

（一）科学指导与生活实践相结合原则

在特殊婴幼儿家庭早期干预中，专业人员的科学指导和帮助至关重要。特殊婴幼儿的个体发展千差万别，需要家长在家庭生活中对婴幼儿进行个性化干预。遵循这一原则时，家长需要注意以下两点。

1. 积极寻求专业人员帮助，掌握科学的干预方法

当发现并确诊了婴幼儿的残障问题后，首要的是尽快寻求专业机构或专业人员的指导和帮助，以便婴幼儿能得到科学及时的康复干预，降低发生第二性缺陷的可能性。家长不应将孩子康复的全部希望寄托在专业机构身上，还要双管齐下，主动学习和掌握科学的干预方法和技术，在家中同时开展，以获得更好的干预效果。

2. 特殊婴幼儿早期干预应和家庭生活相结合

家庭是特殊婴幼儿生活的主要场所，养育者与特殊婴幼儿之间的情感联结能使得干预过程更顺利。对于发育缺陷或迟滞的婴幼儿来说，在熟悉、安全的环境中训练更有趣味，也能更有信心。在家庭中，干预的内容应该和家庭生活紧密结合起来，干预的方法也应该和家庭活动联系起来。如孩子吃饭、穿衣、如厕等生活自理技能的学习和训练完全可以和家庭的一日三餐、生活起居结合起来，和孩子平时的玩耍、游戏结合起来。这不仅避免了训练枯燥，还可以激发孩子的学习兴趣，达到较佳的训练效果。

（二）循序渐进、坚持不懈原则

这一原则的提出，是以家长了解孩子的身心发展及障碍的类型为基础的。在选择家庭早期干预方式时，要以特殊婴幼儿为主体，训练内容和方式由易到难，逐步提高难度；同时还要做好长期干预的思想准备。在贯彻这一原则时，应注意以下两点。

1. 全面了解特殊婴幼儿的发展水平和实际残障程度，做到量力而行

特殊婴幼儿的身心发展和正常婴幼儿具有相同的顺序，家长应该学习婴幼儿生理学及心理学的相关知识，搜集特殊婴幼儿家庭教育指导的相关资料，根据孩子的实际情况，在照料、养育方面因材施教，量力而行。按照"最近发展区"的理论，为孩子提供可接受的干预内容，使他们通过努力可以得到能力的提高。

2. 对特殊婴幼儿进行早期干预时，要有坚持不懈的精神

特殊婴幼儿的每一点进步都离不开家长的持续付出。在陪伴特殊婴幼儿时遇到困难和挫败在所难免，家长要做好心理建设，要有持久战的心理准备，以对抗自己的负面情绪；要不断学习养育特殊婴幼儿的知识技能，以便及时满足婴幼儿的成长需要；当家长遇到困难及压力不可缓解时，应及时寻求帮助，合理地减压才能长久地坚持。

（三）爱而有度、教而有方原则

家长照顾特殊婴幼儿时，切忌事无巨细和强势急躁，在干预训练中要注重态度及方法。

1. 对待特殊婴幼儿，要做到理性关爱、适度满足

现实生活中，部分特殊婴幼儿的家长对孩子照顾得事无巨细、有求必应，对孩子的不良行为不批评、不教育。这种过度的爱不利于特殊婴幼儿的健康成长。特殊婴幼儿的家长需要做到理性关爱,既让孩子感受到家庭的温暖,又要对其不合理的要求温柔而坚定地拒绝。

2. 干预方法科学合理,顺应特殊婴幼儿的发展

在干预训练中,不能训斥、体罚,这会让孩子产生畏惧等消极情绪,不利于取得良好的训练效果;也不能一味迁就孩子,轻易妥协和放弃。家长帮助残障孩子训练时,既要给他们设置合理的规则和目标,又要采用科学的方法帮助其实现目标,同时还要观察孩子的实际情况,随时调整干预的方法。

四、特殊婴幼儿家庭早期干预的注意事项

(一)家长应及时调整心态,正确对待婴幼儿的残障

家长发现孩子残障或发育迟滞后,一般会经历震惊、绝望、拒绝和接受几个阶段。这个过程的时间长短因人而异,有的家长能较快度过这几个阶段,正视婴幼儿的缺陷和障碍,寻求专业人士的帮助,开展必要的家庭早期干预;也有的家长始终无法面对子女的缺陷,或者即便接受了,对康复持消极态度,不愿花费时间和精力对孩子进行康复训练;还有的家长认为孩子有残疾,丧失了信心,对孩子不闻不问,养而不教,甚至将生活中遇到的不顺都归咎于孩子。家长不同的态度对孩子的影响差异巨大。因此,家长要尽快从悲痛、内疚、自卑等不良情绪中解脱出来,调整心态,正确看待孩子的残障;既不要认为残障是自己或孩子的过错,也不要认为孩子有了残障就一无是处,看不到他们的优点和闪光点。家长应及时在专业人员指导下开展家庭康复训练,最大限度地弥补孩子的缺陷,帮助他们健康成长。

(二)家长应言传身教,成为婴幼儿的好榜样

在家庭生活中,家长的一言一行、一举一动都是孩子学习和模仿的榜样。尤其是在干预训练过程中,家长的耐心、细致、坚持会潜移默化地影响孩子,无形中增强他们对干预的信心和决心。

1. 采用科学的干预训练,实现最佳效果

科学的干预训练是取得良好干预效果的必要条件。家长在对特殊婴幼儿进行早期干预和训练时,应注意以下几点。

(1)干预内容要有针对性

干预应该根据婴幼儿的残障类型和程度、婴幼儿的发展水平以及家庭的实际情况,选择适合的方式和内容。

（2）指令简单明了，语言清晰易懂

特殊婴幼儿由于年龄较小，理解水平有限或者因为某些缺陷的限制，无法理解复杂抽象的语言。因此，家长在干预训练时，语言应该清晰易于理解，指令也应该简单明了，一次指令只涉及一个事物。

（3）善于发现孩子的进步，多鼓励，多表扬

特殊婴幼儿的进步往往不是很明显，需要家长细心观察。当婴幼儿取得进步时，哪怕是微小的进步，也应及时给予表扬，以此激发孩子积极的情绪，使其对干预训练保持信心。当孩子在训练中遇到困难或挫折毫无进展时，家长应该给予孩子情感上的支持，多鼓励他们，让他们有信心战胜困难。

2. 积极整合各方力量实施干预

特殊婴幼儿的家庭干预并不是某一个人就可以完成的，需要各方通力合作，形成方向一致的干预力量。方向一致的干预力量主要包括：父母的言行要一致，对婴幼儿的要求前后一致；家庭不同成员之间的干预训练要一致；家庭、学校、专业机构密切联系，训练目标保持一致。

第三节 特殊婴幼儿家庭教育指导

一、智力障碍婴幼儿的家庭教育指导

（一）智力障碍婴幼儿概述

1. 智力障碍界定

智力障碍又称智力缺陷，一般指的是个体智力功能明显低于平均发展水平并伴有社会适应性行为障碍。智力障碍包括：在智力发育期间（18 岁之前），由各种有害因素导致的精神发育不全或智力发育迟滞，或者智力发育成熟以后，由各种有害因素导致的智力损害或智力明显衰退。

该定义的应用具有五个重要前提：第一，考虑个体同龄伙伴所处的正常的社区环境背景；第二，有效的评估应考虑文化和语言的多元性，以及在沟通、感知、运动和行为方面的个别差异；第三，对于个体，其目前的局限性往往与优势并存；第四，对限制进行描述的主要目的是建立个体所需的支持方案；第五，通过一个阶段的适当和有针对性的支持，其生活功能通常会有所改善。[①]

---

① 汤盛钦.特殊教育概论［M］.上海：上海教育出版社，1998：198.

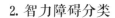

2. 智力障碍分类

智力障碍的分类系统有很多种。世界卫生组织(WHO)1993 年出版的《国际疾病分类应用指导手册(ICD-10)》是医学模式的分类系统,美国精神医学会(APA)2015 年出版的《精神障碍诊断与统计手册(第五版)》是精神发育的分类系统,这两者从临床的视角来看待智力障碍。美国智能障碍协会(AAMR)2002 年(第十版)的智力障碍分类是一个确认接受服务资格的操作性工具,按智力水平把智力障碍分为四类(见表5-3-1)。

表 5-3-1　美国智能障碍协会对智力障碍的分类

类　　型	标 准 差 范 围	智　　商	
		《比奈-西蒙智力量表》测试结果	《韦氏智力量表》测试结果
轻度智力障碍	−3.00～−2.01	65～52	69～55
中度智力障碍	−4.00～−3.01	51～36	54～40
重度智力障碍	−5.00～−4.01	35～20	39～25
极重度智力障碍	<−5.00	<19	<25

我国现行的《第二次全国残疾人抽样调查残疾标准》以世界卫生组织和美国智能障碍协会的智力障碍分级标准为参考,按个体智力商数及社会适应行为等来划分智力障碍的等级(见表5-3-2)。

表 5-3-2　我国对智力障碍的分级标准

级　　别	分 级 标 准			
	发展商(DQ)0~6 岁	智商(IQ)7 岁以上	适应性(AB)	世界卫生组织残疾评定项目(WHO-DAS)分值
一级	<25	<20	极重度	≥116 分
二级	26～39	20～34	重度	106～115 分
三级	40～54	35～49	中度	96～105 分
四级	55～75	50～69	轻度	52～95 分

(二) 智力障碍婴幼儿的家庭早期干预

智力障碍婴幼儿具有明显的发育迟缓特征,如视觉、触觉及动作的发展滞后,使得其运动能力的习得存在一定的困难,实际运动水平较低。此外,智力障碍婴幼儿在身心发展上也遵循着正常婴幼儿的发展规律,但前者发展的起点迟、速度慢,最终达到的水平也低。不同成因、不同程度的智力障碍婴幼儿的身心发育差异很大,其外在障碍可能表现在各个领域,如运动、认知、语言、社会行为和生活自理等,因此,早期干预也要紧紧围绕这些领域进行。

1. 运动领域

智力障碍婴幼儿早期运动能力包括粗大动作和精细动作。

（1）粗大动作训练

家庭粗大动作训练可以利用婴幼儿主被动操、户外活动、生活教育等活动来进行。粗大动作的训练，尤其是0～3岁婴幼儿时期，可分为头颈部动作、躯干动作、上肢动作、下肢动作四种核心动作能力，每种核心能力又包含若干个基本动作。具体内容可以参考表5-3-3。

表5-3-3 0～3岁婴幼儿的粗大动作发展

核 心 能 力	基 本 动 作	代 表 行 为
头颈部动作	转头 抬头	1. 俯卧时抬头
		2. 俯卧位时，下巴能离床，并能左右转动头部
		3. 被抱或拉手坐时，头能竖直平稳
		4. 俯卧位时手肘撑床，胸离床
躯干动作	翻身	1. 不需外力翻身一半
		2. 可以从俯卧到仰卧，或从仰卧到俯卧（180度翻转）
		3. 可自由翻转360度
		4. 能连续自由翻转两个360度
	坐	1. 靠物能坐
		2. 身体前倾独坐，并用手支撑
		3. 自如独坐
		4. 能从俯卧姿势变为坐起姿势
	爬	1. 匍匐爬行
		2. 手膝爬行
		3. 向上爬楼梯
		4. 自如地在斜坡爬上爬下
上肢动作	投掷	1. 无方向投掷
		2. 有一定方向投掷
		3. 朝目标投掷，但无法投中
		4. 朝目标投掷并能投中
下肢动作	站	1. 能扶物站立
		2. 独自站立10秒以上
		3. 在站立时能左右转身，且脚能移动
		4. 3次中能有2次独足站立5秒钟
	走	1. 扶着走
		2. 能独自行走5步以上
		3. 扶栏或在成人扶持下，双脚交替上楼5梯以上
		4. 足尖对足跟走3米以上

核 心 能 力	基 本 动 作	代 表 行 为
下肢动作	跑	1. 独自跑 5 步以上
		2. 跑中会转身朝反方向跑
		3. 跑时避开障碍 3 处以上
		4. 能倒着跑 5 步以上
	蹲	1. 可模仿下蹲动作,但无法蹲下
		2. 借物蹲下
		3. 独自蹲着玩且不倒下
		4. 连续蹲站位交替变化 3 次以上
	跳	1. 原地蹦跳 3 次以上,脚离地
		2. 并足跳过 5 厘米高的坎
		3. 并足连续跳 3 步
		4. 单脚跳 5 步以上

粗大动作训练除上述基本动作练习外,还有技巧性动作的训练,涉及个体的平衡协调能力。部分智力障碍婴幼儿的前庭器官或小脑受中枢神经系统损伤的影响,会使身体失去平衡。若要促进平衡功能的发展,需要利用各种动作反复刺激前庭器官。作为婴幼儿粗大动作训练中更高一级的内容,婴幼儿的运动水平一般要达 3 岁左右的水平,才能进行平衡协调能力的训练,常用的训练项目有:沿脚印走、走平衡木、坐摇摇马、荡秋千、跳绳、翻滚、骑小三轮车、拍球、接球等,还可以利用以下项目进行训练。

① 转转乐

成人协助智力障碍婴幼儿坐进转椅中,婴幼儿双脚跨出旋转椅外,双手扶着旋转椅的把手,背向后靠稳,成人慢慢旋转椅子。

② 接球和踢球

开始时,让智力障碍婴幼儿接地上滚过来的球,慢慢地让其学习踢球。把球放在婴幼儿的脚前,他踢球时,成人在旁边注意保护,尽量不让他摔倒。

③ 脚踏车

成人和婴幼儿分别躺在床的两头,然后抬起脚,脚底贴着对方的脚底,在空中像骑自行车一样前后蹬动,可一边蹬一边念儿歌。

④ 骑毯子

让婴幼儿坐或趴在毯子上,成人拖动毯子;拖动速度可快可慢,可以是直线拖,也可以是曲线拖。训练过程中,要根据智力障碍婴幼儿的特点,训练时间不要过长,不要强迫婴幼儿,还要注意利用其功能较好的肢体及时纠正坐和站的姿势。

（2）精细动作训练

精细动作又叫小肌肉动作，以运动分析器对小肌肉群的细小动觉分析为主，并产生对运动效应器的细小动作的调节和控制。[①] 精细动作在实际生活中起着至关重要的作用。精细动作的发展与婴幼儿感知、记忆、思维等多方面的发展密切相关。精细动作训练主要包括单手动作、对称的双手协调动作及不对称的双手协调动作等。

表 5-3-4 0～3岁婴幼儿的精细动作发展

核 心 能 力	基 本 动 作		代 表 行 为
单手动作	抓握动作		1. 全掌握住物体不掉
			2. 用拇指与食指、中指一起抓握物体
			3. 用拇指与食指指尖捏起物体
			4. 三指握笔（笔不接触掌心）自如画画
	使用工具动作		1. 握住杯柄，端起杯子
			2. 用勺子舀
			3. 用笔绘写
			4. 用牙刷刷牙
双手动作	对称的双手协调动作	双手相向动作	1. 双手抱瓶，瓶不掉
			2. 双手各拿一个物品对敲
			3. 双手准确对指（食指对食指、中指对中指）
			4. 双手接住滚过来的球
		双手相反动作	1. 向左右两边拉物（双手将线拉直）
			2. 将纸撕成两块
			3. 双手前后搓毛巾
			4. 拧干毛巾
	不对称的双手协调动作	搭积木	1. 积木乱敲
			2. 平铺4至8块方积木作马路
			3. 用积木搭四层塔
			4. 用积木搭桥
		剪物	1. 用剪刀剪断纸
			2. 用剪刀沿着纸上的直线剪
			3. 沿纸上弧形线条剪
			4. 剪出简单的形状
		穿物	1. 将物体塞到另一个物体中
			2. 将线穿过珠子
			3. 将线穿过纽扣眼后，还会用另一只手将线拉出
			4. 熟练地用线穿3到5个纽扣，并能把线拉出

---

① 陈春梅.0～3岁婴幼儿动作发展训练［M］.上海：复旦大学出版社，2014：7.

核 心 能 力	基 本 动 作		代 表 行 为
双手动作	不对称的双手协调动作	折物	1. 拇指与他指能合拢
			2. 对边折纸
			3. 对角折纸
			4. 对边折两次

2. 认知领域训练

早期认知能力训练主要包括感知觉、注意力的训练等。感知觉训练主要有触觉、视觉、听觉、嗅觉和味觉的训练。

（1）触觉训练

触觉训练的方法有触摸物体、身体抚触及辨别训练。

① 触摸物体

准备材质不同的纱巾、毛巾、布料等,让智力障碍婴幼儿触摸分辨其轻重、纹路及形状等。或者让婴幼儿抚摸不同的食物、硬度不同的玩具、粗糙程度不同的物体,利用游戏的方式丰富其触觉经验。

② 身体抚触

利用抚触球等玩具刺激智力障碍婴幼儿的皮肤感受器,使之有不同的肤觉经验;帮助婴幼儿活动其身体,如做四肢被动操;婴幼儿洗澡时可以让他在浴盆里玩水,体验水温及水流的触感,刺激认知发展。

③ 辨别训练

把智力障碍婴幼儿熟悉的一些玩具或物品放到布袋或盒子中,让他伸手摸并说出物品的名称,或者由他确认别人猜得对不对。

（2）视觉训练

视觉训练主要分为视觉刺激、视觉基本技能及视觉识别三个方面,具体包括明暗交替刺激训练,视觉追踪训练,辨别训练等。

① 明暗交替刺激训练

白天通过拉动窗帘使房间里的光线明暗交替出现,以刺激婴幼儿瞳孔收缩与放大,每日2～3次,每次控制在1分钟以内,以刺激婴幼儿的视觉。

② 视觉追踪训练

用一个色彩鲜艳的玩具逗引婴幼儿,可做停留、从一侧移向另一侧或上下移动,诱导其眼睛跟随玩具移动;也可以到户外去,让婴幼儿看看周围的绿叶、鲜花、来往行人和车辆等。

③ 辨别训练

取三种大小不等、形状相同的纽扣各两个,混在一起,随意拿出一个,让婴幼儿按其大小找出另一个相同的纽扣。随后慢慢增加纽扣的种类和数量,引导婴幼儿进行辨别与归类。还可以用不同物体(如卡片、积木或自然物)的形状、颜色进行训练。针对较大的婴幼儿,可把语言与视觉信息联系起来训练,如看到某物能说出是什么,学习看懂图画、符号所表示的意义(如路标、厕所、公共场所标志)。

（3）听觉训练

听觉训练有听觉刺激、区分各种声音、辨别声音的方向等内容,包括听说话,辨音色;听自然界的声音,分辨不同的声音;听不同乐器的声音,分辨音高、音色等。

① 听各种响声

让婴幼儿倾听铃声、说话声、音乐声等,让他感受各种不同的声音。

② 辨别各种声音

播放各种动物的叫声,同时给出这些动物的图片,让婴幼儿指出或说出来。还可以让婴幼儿分辨说话者声音的高低、轻重、快慢。

③ 声音定位训练

就声音发出的方向和距离的变化对智力障碍婴幼儿进行训练,可利用发声玩具、录音或语音,在婴幼儿周围不同的方位发出声响,以提高其听觉能力。针对较大的婴幼儿,还要做以下训练:能听到自己名字有反应,知道名字与人的关系;听到指令能服从,能根据简单的口头指示做出反应;能在一段时间内注意听人讲话,能记住所听到的话的要点;听他人说话后,能做出回答,或提出简单适当的问题等。

（4）嗅觉和味觉训练

嗅觉训练是辨别气味的不同,而味觉训练则是辨别味道的不同,相关训练能提高智力障碍婴幼儿嗅觉和味觉的灵敏度。总之,感知觉是一个整体,各种知觉可结合在一起训练。特殊婴幼儿通过多感官学习,更易于习得、保持和再现各种知识和经验。

（5）注意力训练

智力障碍婴幼儿的注意特点是注意力差、无意注意占优势、注意范围窄。感知觉、语言、记忆、思维以及一切情感因素都会影响注意能力的表现,尤其是感知觉。在进行注意力训练时,应充分利用物体的外部特征,如色彩亮丽、会发声、会发光、会动等,通过多感觉通道综合引导,以帮助婴幼儿维持注意。

第一,感知觉优先,尽可能多地提供感知觉刺激线索,突出展现物体的视觉或听觉特征,诱导婴幼儿去注意。

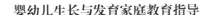

第二,语言辅助,当婴幼儿注意力不集中或难以转移注意力时,可直接用语言提醒。

第三,训练任务应由易到难,尽可能给予婴幼儿成功的体验;让他们根据兴趣选择任务材料,尽可能地让他们自主活动;在训练过程中可采用游戏、竞赛等多种方式以激发兴趣。

二、听觉障碍婴幼儿的家庭教育指导

听觉是人们感受外界刺激的重要通道之一。听觉的损失导致听觉障碍婴幼儿在认知、语言发展和社会交往等方面存在不同程度的障碍。早期干预是听觉障碍婴幼儿康复成功的关键因素。通过系统且持续的早期干预,可使听觉障碍婴幼儿的身体、行为、认知、情绪和社会适应等方面的发展得到显著提高,使得其听觉、语言康复成为可能,不再"十聋九哑",为其以后进入普通教育机构或融入社会创造良好条件。

(一)听觉障碍界定

听觉障碍,又称听力障碍、听力残疾、听力损失,是指个体听觉系统中的传音、感音以及对声音进行分析的各级神经中枢发生器质性或功能性异常,导致听力出现不同程度的减退。听力损失未达到严重程度者,称为听力减退;只有听力严重减退才称之为聋,其表现为个体双耳均不能听到任何声音。聋是第一性缺陷,是因;哑是第二性缺陷,是果。很多聋童的言语器官本身不存在问题,通过现代科学技术补偿或重建听力后,经过康复训练和言语矫治,能重新恢复听和说的能力。

我国的《第二次全国残疾人抽样调查残疾标准》中,对听力残疾与言语残疾进行了定义与分级。此分类标准充分考虑了对理解与交流、社会活动与参与的评估,体现了世界卫生组织推荐的《国际功能、残疾和健康分类》(ICF)的相关要素,同时也考虑了听力残疾程度和康复手段的对应关系。

表5-3-5 我国对听力损失的分级标准

类 别	级 别	听力损失程度(分贝听力水平)
听力残疾	一级	≥91
	二级	81～90
	三级	61～80
	四级	41～60

(二)听觉障碍婴幼儿的家庭早期干预

听觉障碍康复训练主要包括听觉能力训练以及言语能力训练。听觉能力训练是利用听觉障碍婴幼儿的残存听力,使之听到各种声音,并听懂这些声音。根据听觉发展的规律,可以按照听、觉、察、知这四个阶段进行。

1. 听觉能力训练

（1）听觉能力训练的素材

听觉能力训练主要是利用生活中的各种声音，让听觉障碍婴幼儿适应、听懂世界上的声音。生活中能够听到的各种声音均可作为听觉训练的素材，大致可分为噪音、乐器音和语音。

（2）听觉能力训练的工具

听觉能力训练的工具多样，主要有以下几种：录音机、磁带、电视机、录像机、电影、计算机、实物、模型、玩具等。在实际训练中往往综合使用这些工具进行听觉能力和言语能力训练。

在进行听觉和语言训练的同时，家长还要注意听觉障碍婴幼儿其他方面的发展，只有全面发展，才能使婴幼儿真正融入社会。必要时也可以让婴幼儿佩戴助听器，借助助听器来提高听力，有利于提升听觉训练的效果。

（3）听觉能力训练的方法

声物配对法：这是最基本的听力训练方法。把发声的物品和它们的声音同时呈现给听觉障碍婴幼儿，帮助其建立条件反射。

辨声法：辨声法实际上是声物配对法的逆向使用，即在听到某种声音之后，让婴幼儿辨别声音的来源及发声的物品。它实际上是一种记忆、理解的检验方法。

听动协调法：听动协调法是一种巩固声物配对效果的方法。请婴幼儿听到声音时，说出相应的物品名称，或做出相应的动作反应，如听到狗叫时模仿小狗、听到乐曲声就合着节拍跳舞等。

（4）听觉能力训练的注意事项

听觉障碍婴幼儿每天训练时间应不少于 2.5 小时，以 15 分钟为训练的基本单元。刚开始进行听力训练时，一般侧重听觉能力的训练，但随着训练的深入开展，应该把听和说的训练结合起来进行。当然，具体的时间安排要根据婴幼儿的年龄、注意力集中时间的长短、兴趣等具体情况而定。

2. 言语能力训练

言语能力训练也可以称作说话训练，主要训练听觉障碍婴幼儿理解和运用语言的能力，以听懂日常交流用语并能开口说话为主要训练目标。

（1）言语能力训练的内容

言语能力训练主要涵盖三个方面的内容，包括听话能力训练（主要针对存在残余听力的婴幼儿）、看话能力训练和说话能力训练。

① 听话能力训练

听话能力训练要求接受干预的婴幼儿存在一定的残余听力。听话能力训练以音素、音节辨听为基本内容,更重要的是日常生活用语,主要涉及词汇、句子、声调、语气等方面。开始训练时主要是听懂词汇和句子,之后再体会语气。

② 看话能力训练

看话能力训练以唇读为主,要求婴幼儿同时观察说话者的口型、面部表情、手势等,达到正确理解说话者语意目的的一种训练。

③ 说话能力训练

说话能力训练就是教婴幼儿如何说话,包括怎样用气、怎样发音、怎样流利地说出合乎语法的句子等。说话能力训练主要包括以下几方面的内容:

● 呼吸训练,要说话必须有效地控制呼吸,包括吸气训练和呼气训练;呼气又可分为鼻呼气、口呼气、鼻口同时呼气。

● 口腔开合、舌头动作训练。

● 五腔共鸣训练,主要训练各发音器官协调统一。

● 发音训练,汉语普通话的语音主要包括声母、韵母、声调三个要素。

● 词汇、句子训练,具体训练生活中常用的词汇和句子。

(2)言语能力训练的方法

言语能力训练的方法很多,主要有以下几种。

音物结合法:将某种物品呈现在听觉障碍婴幼儿面前,让婴幼儿通过多感官,如看、摸、闻、尝等感知物品。再告诉婴幼儿这一物品的名称,让婴幼儿模仿口型进行发音。

音图结合法:可以用图形、图片等代替不易得到的实物进行训练。

词汇卡片法:在婴幼儿有相当的生活经验后,可以把需要训练的词汇制成卡片,以卡片为第一信号物,教婴幼儿发音。

句子卡片法:把要学说的句子制作成卡片,教婴幼儿发音。

(3)言语能力训练的注意事项

① 早期干预愈早愈好

听觉障碍婴幼儿康复需要遵循的首要原则是:早发现,早诊断,早佩戴助听器,早训练。教育心理学和发展心理学的许多研究表明,个体语言发展的敏感期是 2～5 岁,把握语言敏感期进行相关训练,能事半功倍。

② 训练方式灵活多样

听觉能力训练和言语能力训练可以分为专门的训练和渗透性的训练两种方式。专门的训练是在一天当中安排专门的时间,采取一对一或者小组的方式,根据一定的训练计划和内容进行的训练;渗透性的训练是渗透在日常生活中的练习,是与其他活动相结合的训练。两种方式结合训练,能更快地提高听觉障碍婴幼儿的听觉和言语能力。如果婴幼儿的年龄很小,则要更多地采用非正式的训练方式进行训练。

③ 创设良好的环境

听觉和言语能力训练的最终目的是让听觉障碍婴幼儿获得言语交往的能力。要充分利用家庭生活、同伴游戏、电视动画等各种机会和手段,为婴幼儿提供一个听觉能力训练的环境,动员家庭成员多和听觉障碍婴幼儿讲话。创造机会,鼓励孩子与其他婴幼儿多接触、多交流,绝对不能因孩子有听力问题而将其隔离起来,从而影响婴幼儿其他方面的正常发展。

④ 重视家长和同伴的作用

父母是婴幼儿的第一任教师,家庭是婴幼儿最早也是最自然的语言习得场所。听觉障碍婴幼儿康复的好坏,在很大程度上取决于家庭康复环境。即使听觉障碍婴幼儿进入康复机构乃至基本康复进入普通学校之后,家庭康复仍然起着十分重要的作用。此外,同伴交往有利于婴幼儿获得社会价值、提高社会适应能力、认知和性格健康发展,可以满足听觉障碍婴幼儿归属和爱的需要。在干预过程中,应坚持让听觉障碍婴幼儿通过各种途径,增加与同伴交往的机会,促进其社会性和人格的健康发展。

三、视觉障碍婴幼儿的家庭教育指导

(一) 视觉障碍界定

视觉障碍,也称为视力残疾,是指个体由于先天或后天原因,导致视觉器官(包括眼球视觉神经、大脑视觉中心)构造或机能发生部分或全部障碍。

视觉障碍的定义是:由于各种原因导致双眼视力低下或视野缩小,并且不能矫正,通过各种药物、手术及其他疗法而不能恢复视力功能者(或暂时不能通过上述疗法恢复视力功能),以致影响日常生活和社会参与,不能进行其他人所能从事的工作、学习或其他活动。以注视点为中心,视野半径小于 10 度者,无论其视力如何,均属于盲;当视力、视野均有残疾时,以视力水平进行分级。

表 5-3-6　我国对视觉障碍的分级标准

类　别	级　别	最佳矫正视力
盲	一级	无光感～<0.02;或视野半径<5 度
	二级	≥0.02～<0.05;或视野半径<10 度

类　　别	级　　别	最佳矫正视力
低视力	三级	≥0.05～<0.1
	四级	≥0.1～<0.3

　　我国的《第二次全国残疾人抽样调查残疾标准》中,还有如下说明:盲或低视力均指双眼而言,若双眼视力不同,则以视力较好的一眼为准,如仅有单眼为盲或低视力,而另一眼的视力达到或优于0.3,则不属于视力残疾范畴;最佳矫正视力是指以适当镜片矫正所能达到的最好视力,或以针孔镜所测得的视力。

(二)视觉障碍婴幼儿的家庭早期干预

　　在家庭中,可参照婴幼儿视力初步筛查表了解婴幼儿的视力发展情况。

表 5-3-7　婴幼儿视力初步筛查表

儿　童　年　龄	正常视力水平
初生婴儿	能识别2～3米以内物体轮廓
1个月	能做双眼追随一个光源的同向运动,但持续时间短(数秒钟)
2～3个月	开始出现注视,双眼能追随人的活动,视力相当于0.01～0.02
3个月以后	出现防御反射
4～5个月	婴儿视力为0.02～0.05,能看自己的手,试图用手接触物体
5～6个月	婴儿视力为0.04～0.08
7～8个月	已有固视,能长时间看一个方向
1周岁	能识别眼、耳、鼻等器官;视力可达0.15～0.25
2～3岁	视力达0.5～0.6
3～4岁	视力达0.7～0.8
4～5岁	视力达0.8～1.0
5～6岁	接近标准正常视力

　　婴幼儿时期是个体感官发育的重要时期,如果错过这个时期,视觉障碍婴幼儿的治疗和干预效果会大打折扣。视觉障碍干预的重要原则是早发现,早治疗。目前,针对视觉障碍婴幼儿的干预,涉及基本功能训练、定向行走能力训练、生活技能训练、视功能训练等内容。

1. 基本功能训练

　　无法用双眼来认识世界的婴幼儿,可以加强触觉和听觉的培养,这对视力的缺损有一定的补偿作用。也就是说,个体可以通过听觉、触觉来弥补视觉的一部分功能,从而提高活动能力和学习能力。

（1）触觉训练

触觉训练主要提高视觉障碍婴幼儿的触觉能力，一般针对低龄盲童。在训练中，治疗师（或家长）借视觉障碍婴幼儿熟悉的物品做载体，如水、毛巾、牙刷，让婴幼儿通过触摸来感受物品的温度、形状、质地。在婴幼儿触摸物品的同时，成人讲述这些物品的用途、性质，如让婴幼儿触摸水，"你来摸摸它，这是水，凉凉的，可以流动，是透明的"。成人可以在保证安全的情况下，采用生动形象的方式向视觉障碍婴幼儿揭示事物的特点，体验学习是促进他们感知和理解的重要方法，因此在训练中，要注意引导他们通过触觉来捕捉不同物品的特点，可以采用类比、拟人或是现场试验的方法，帮助他们理解。

（2）听觉训练

对视觉障碍婴幼儿而言，听觉的补偿功能可以帮助他们理解空间，并且进一步理解事物的性质。

听觉训练是视觉障碍婴幼儿通过辨音认识事物声音特征的方式，同时也可以起到自我保护作用。在生活中，让婴幼儿听脚步声，辨别脚步声所对应的人的身份，是爸爸，妈妈还是陌生人。要让婴幼儿理解声音和周围环境的联系和变化，比如触碰到玻璃是什么声音，玻璃破碎是什么声音，告诉他们如果听到近处有玻璃破碎的声音，最好的办法是原地求助，以免玻璃碎片对身体造成伤害。

（3）精细动作训练

精细动作发展迟滞是视觉障碍婴幼儿常见的问题，原因是早期缺乏足够的手部动作，造成手部灵活性差、手眼不协调，对今后的生活和学习会造成一定困扰。可以用适合婴幼儿年龄特征的活动，有针对性地引导其练习手部动作，穿扣子、穿珠子、拍手游戏和手指操等都是合适的活动。粗大动作是精细动作发展的基础。对婴幼儿出现精细动作发展迟滞的原因要进行分析，缺乏粗大动作锻炼的婴幼儿，可以先从粗大动作开始训练，再进行精细动作练习。

2. 定向行走能力训练

定向是指视觉障碍婴幼儿运用各种感官（包括视觉）对周围环境之间相互关系的认识，知道其所在的位置能感知周围重要的事物。行走是指视觉障碍婴幼儿运用各种感官，包括视觉，有效地从一处移到另一处的能力。定向行走能力，对于视觉障碍婴幼儿的身体发育及社会适应都有重要的意义。有研究表明，视觉障碍会加重婴幼儿的自卑感，影响小脑正常发育。视觉障碍还会使婴幼儿反应迟钝、体质虚弱，甚至影响其智力发展。

（1）定向行走能力训练的方法

对视觉障碍婴幼儿而言，在正式开始定向行走训练之前，先要有一定的感性经验，在尝试中形成一些环境知觉和技巧。当视觉障碍婴幼儿进入新的环境，如入学或搬家，通过定向行走训练,可以帮助他更快地适应环境。这里简要描述定向行走训练的基本方法。

● 建立自体认识与定向感。

● 学习利用外界线索,这是视觉障碍婴幼儿获得方向感的重要方法。利用风向、光的方向、花香等一切可觉察的信息,判断自己所处的位置。在低龄视觉障碍婴幼儿的训练中,采用游戏和多种媒介,可以提高他们的训练兴趣和训练效果。

● 在开始练习行走前,需要关注视觉障碍婴幼儿的心理变化,缓解他们因行动不便而引发的自卑感、恐惧感。

● 针对视觉障碍婴幼儿常出现的盲态或同手同脚等不良动作,需要进行行走姿势的训练。从基本站姿的训练,到分解动作的小步子练习,都可以将训练要点与游戏活动相结合,寓教于乐。

● 随行技巧是指视觉障碍婴幼儿与其他人一起行走的技巧。在训练中可以采用模拟的形式,帮助婴幼儿理解同行者的肢体语言。让婴幼儿明白,不同的情境下,自己需要从同伴那里得到怎样的言语指导或肢体信号,才能感受到安全感,才能更好地觉察自己所处的空间。

● 自主行走的训练需要非常多的练习,在自主行走训练中,婴幼儿首先需要学会如何保护自己。

（2）定向行走能力训练的注意事项

在定向行走能力的训练中,需要注意以下几点。

① 家庭的参与

家人的保护至关重要。视觉障碍婴幼儿生活中需要了解周围环境,家庭的关注和参与是有利条件。家庭成员参与定向行走的训练,可以在更多生活场景中拓宽视觉障碍婴幼儿对环境的认识。

② 充分关注视觉障碍婴幼儿的差异性

视觉障碍婴幼儿的个体差异比较大,需要针对婴幼儿的特点,制订有针对性的训练计划。

③ 对训练效果进行阶段性评估

定向行走能力的获得并非是轻而易举的。例如使用手杖,往往需要经历一段时间的练习和适应。在训练中应加入阶段性的评估,掌握婴幼儿在定向行走中的进步和问题,并及时调整训练计划。

3. 生活技能训练

生活技能训练,是视觉障碍婴幼儿早期干预的主要内容之一,是婴幼儿在日常生活中照顾自己的自我服务训练。生活技能训练既能提高婴幼儿的控制感、主观幸福感,又能减轻家庭的负担。

（1）生活技能训练的内容

随着视觉障碍婴幼儿的成长，生活技能训练所涉及的内容会不断丰富和多样化。一开始涉及穿衣、吃饭、洗漱、个人卫生及家庭居住；进入学龄阶段后，还包括礼仪、礼貌、问候语等。

（2）生活技能训练的形式

生活技能训练的形式有真实场景训练、模拟情景训练、操作和实践训练、多场景体验、强化训练和课堂讲授等，不同的形式有不同的意义。真实场景训练有利于婴幼儿了解和熟悉真实环境；模拟情景训练可以给视觉障碍婴幼儿练习的机会，并在练习中强化需要注意的问题，如自我保护；操作和实践训练侧重于视觉障碍婴幼儿的动手能力，从动手中学习，从体验中获得；多场景体验则侧重于拓宽婴幼儿的生活技能，让其在更多的环境中学习不同的生活技能。

（3）生活技能训练的注意事项

每个视觉障碍婴幼儿都有差异性，家庭干预要充分结合婴幼儿自身情况，兼顾场景的多元化及丰富性。对生活技能的训练要从小抓起；在培养基本生活能力的基础上，提倡多元化的生活技能训练课；关注视觉障碍婴幼儿不同年龄阶段的主要生活事件，有重点地进行训练。

4. 视功能训练和精细视力训练

（1）视功能训练

视功能训练的目的是通过有计划、有针对地训练，提高视觉障碍婴幼儿视物的基本能力和基本技巧。

视功能训练的基本内容包括固定注视训练、视觉定位、视觉跟踪、视觉追踪、视觉搜索和视觉记忆等。这些训练能帮助有残余视力的婴幼儿最大限度地学习如何使用残余视力。在视功能训练中，应当注重婴幼儿的心理发展特征。

（2）精细视力训练

有研究指出，有近90％的视觉障碍婴幼儿具有一定程度的残余视力。针对低视力婴幼儿、有残余视力的婴幼儿和有微弱光感的婴幼儿，帮助其更好地开发残余视力的视物功能，更好地生活，是干预和训练的主要议题。

精细视力训练方法是借助穿珠、描红、拼图等小游戏，达到刺激视觉发育的效果。

不同视觉障碍婴幼儿的训练方式需要作个体化处理。年龄较小、视力水平较低的婴幼儿，可给予拼图和穿珠训练。对于处于偏远山区、复诊困难、经济条件有限的婴幼儿，可借用大小不同的石头、五谷杂粮等进行精细视力训练。

四、肢体残疾婴幼儿的家庭教育指导

（一）肢体残疾界定

我国《第二次全国残疾人抽样调查残疾标准》中，对肢体残疾的定义是人体运动系统的结构、功能损伤造成四肢残疾或四肢、躯干麻痹（瘫痪）、畸形等而致人体运动功能不同程度的丧失以及活动受限或参与的局限。有肢体残疾的婴幼儿在特殊婴幼儿中是比较常见的，包括：上肢或下肢因伤、病或发育异常所致的缺失、畸形或功能障碍；脊柱因伤、病或发育异常所致的畸形或功能障碍；中枢、周围神经因伤、病或发育异常造成躯干或四肢功能障碍。

（二）肢体残疾婴幼儿的家庭早期干预

1. 预防性干预

针对婴幼儿肢体残疾的预防策略和措施十分重要。

家长应做到优生优育，加强孕产期保健，预防出生缺陷的发生。孩子出生后接受新生儿保健的常规筛查项目，早识别、早康复能减少或减轻婴幼儿的肢体残疾。

家长和教育机构工作人员应及时接受医院及卫生部门的指导，开展安全教育，积极采取预防性措施，预防交通事故、溺水、跌落等意外伤害的发生，以减少婴幼儿由于意外伤害导致的肢体残疾。

家长应按时带婴幼儿接种脊髓灰质炎疫苗。

2. 医疗干预

医疗干预对于肢体残疾婴幼儿具有重要的作用，其中常见的一种干预方法即手术治疗。手术治疗指对肢体残疾婴幼儿常见的、严重影响正常生活和活动、术后效果明显的四肢畸形实施矫治手术。较常见的矫治手术可以针对马蹄足畸形、脑瘫肢体畸形、膝关节屈曲、臀肌挛缩、小儿麻痹后遗症等。

3. 康复干预

康复干预是针对肢体残疾的主要干预模式，是指矫治手术、假肢和矫形器装配、功能训练三者有机结合的系统服务。由于肢体残疾婴幼儿出行不便，家长的坚持和参与尤为重要。婴幼儿在接受了相应的矫治手术后，绝大多数都需要辅以肢体方面的康复训练。目前，我国常用的模式是依托残疾人康复机构、医疗卫生机构，为有训练需求的脑瘫、脊柱脊髓疾病及骨关节病、四肢畸形、小儿麻痹后遗症等肢体残疾婴幼儿进行功能评估，制订康复训练计划，开展运动功能、姿势矫正、日常生活活动、语言交往的训练等。

在康复干预中,有一类干预旨在帮助肢体残疾婴幼儿练习并获得补偿性的身体功能,例如许多婴幼儿学会了用嘴或脚写字,这种干预策略也被称为功能代偿训练与功能重建。

4. 心理干预

当婴幼儿意识到自己的肢体有残障时,都会经历一个艰难的适应阶段。肢体残疾婴幼儿面对"差异",更容易出现负面的情绪,表现出自卑、情绪不稳定、缺乏信心和过分依赖等心理特征。家长应及时对肢体残疾婴幼儿实施心理干预,关注婴幼儿身体发育的现状和所处的教育环境。家庭成员对婴幼儿提高关注,也是此类婴幼儿心理干预的重要议题。

五、其他类型特殊婴幼儿的家庭教育指导

(一)孤独症谱系障碍婴幼儿的家庭教育指导

1. 孤独症谱系障碍界定

孤独症谱系障碍是一种广泛性发展障碍,表现为认知发展、语言功能、社会交往与适应方面有显著困难。

《中国精神障碍分类与诊断标准(第三版)》针对儿童孤独症的诊断标准如下:这是一种广泛性发育障碍的亚型,以男孩多见,起病于婴幼儿期,主要为不同程度的人际交往障碍,兴趣狭窄和行为方式刻板。约有四分之三的患儿伴有明显的精神发育迟滞,部分患儿在一般性智力落后的背景下具有某方面较好的能力。

【症状标准】

在下列三项中,至少符合7条;且第一项至少符合2条,第二、第三项至少各符合1条。

第一项:人际交往存在质的损害(至少符合2条)

(1)对集体游戏缺乏兴趣,孤独,不能对集体的欢乐产生共鸣。

(2)缺乏与他人进行交往的技巧,不能以适合其智龄的方式与同龄人建立伙伴关系,如仅以拉人、推人、搂抱作为与同伴的交往方式。

(3)自娱自乐,与周围环境缺少交往,缺乏相应的观察和应有的情感反应(包括对父母的存在与否亦无相应反应)。

(4)不会恰当地运用眼对眼的注视,以及用面部表情、手势、姿势与他人交流。

(5)不会做扮演性游戏和模仿社会的游戏(如不会玩过家家等)。

(6)当身体不适或不愉快时,不会寻求同情和安慰,对别人的身体不适或不愉快也不会关心和安慰。

第二项：言语交流存在质的损害，主要为语言运用功能的损害（至少符合1条）

（1）口语发育延迟或不会使用语言表达，也不会用手势、模仿等与他人沟通。

（2）语言理解能力明显受损，常听不懂指令，不会表达自己的需要和痛苦，很少提问，对别人的话也缺乏反应。

（3）学习语言有困难，但常有无意义的模仿言语或反响式言语，应用代词混乱。

（4）经常重复使用与环境无关的言辞或不时发出怪声。

（5）有言语能力的患儿，不能主动与人交谈、维持交谈，及应对简单。

（6）言语的声调、重音、速度、节奏等方面异常，比如说话缺乏抑、扬、顿、挫，言语刻板。

第三项：兴趣狭窄和活动刻板、重复，坚持环境和生活方式不变（至少符合1条）

（1）兴趣局限，常专注于某种或多种模式，如旋转的电扇、固定的乐曲、广告词、天气预报等。

（2）活动过度，来回踱步、奔跑、转圈等。

（3）拒绝改变刻板重复的动作或姿势，否则会出现明显的烦躁和不安。

（4）过分依恋某些气味、物品或玩具的一部分，如特殊的气味、一张纸片、光滑的衣料、汽车玩具的轮子等，并从中得到满足。

（5）强迫性地固着于特殊而无用的常规或仪式性动作或活动。

【严重标准】

社会交往功能受损。

【病程标准】

通常起病于3岁以内。

【排除标准】

排除 Asperger 综合征（阿斯伯格综合征）、Heller 综合征（童年瓦解性精神障碍）、Rett 综合征（雷特综合征）、特定感受性语言障碍、儿童精神分裂症。

2. 孤独症谱系障碍婴幼儿的家庭早期干预

孤独症谱系障碍婴幼儿的家庭早期干预旨在促进婴幼儿身体、心理和社会适应等方面的发展，为其进入普通教育机构以及融入社会创造条件。对于这些婴幼儿来说，家庭干预的实施效果直接影响训练的成败。孤独症谱系障碍婴幼儿与外界缺乏情感、言语的交流，家长成为他们第一信任与亲近的人。

家长和子女之间易于沟通，可以因材施教，在生活中训练，针对性强。家长个人学习能力、教育婴幼儿的能力、家庭氛围，以及家长对孩子的态度，都会对孤独症谱系障碍婴幼儿的干预产生重要影响。

（1）诱发婴幼儿的主动性语言

对于孤独症谱系障碍婴幼儿来说，家长使用简洁明了的指令性语言更佳。句子越简单越好，先易后难；根据婴幼儿的语言能力，把握恰当提高的原则。交流时，注意观察婴幼儿的反应和兴趣，为其创造主动表达的机会；利用图画书，进行亲子阅读，提高婴幼儿语言交流的质量，提升词汇量。亲子共读时，家长的声音尽量戏剧化，做到声情并茂，尽可能延长婴幼儿的注意力，以问答方式引导婴幼儿表达自己的观点。

（2）加强感觉统合训练

感觉统合训练对婴幼儿前庭觉、本体感和触觉有刺激作用，能改善婴幼儿的运动协调能力和语言功能。家庭中开展感觉统合训练往往具备简单、实用的优点，家长可以通过翻转、走平衡木、赤脚踩地或踩沙、玩大龙球等方式来锻炼婴幼儿的感觉统合机能，这对减轻孤独症谱系障碍婴幼儿的触觉防御过度，以及在提高粗大动作与精细动作的协调方面效果很好。

（3）音乐治疗

研究人员发现，通过打击乐的学习，能加强身体机能的协调与反应，是积极的情绪宣泄方式，能有效抑制问题行为与不良情绪的滋生，这对于缺乏语言沟通技巧的孤独症谱系障碍婴幼儿来说，是多元、安全的感官运动。有的音乐治疗师还发现，培养对音乐技能如唱歌、器乐演奏的兴趣，能大大降低孤独症谱系障碍婴幼儿异常玩耍行为和自我刺激行为的出现，减少自言自语行为的发生，因此，家长应为婴幼儿营造良好的音乐氛围，与婴幼儿进行音乐游戏，如节奏律动，敲击器皿等。

（二）注意缺陷多动障碍婴幼儿的家庭教育指导

1. 注意缺陷多动障碍界定

注意缺陷多动障碍又称脑功能轻微失调综合征或运动过度障碍，俗称"多动症"，是一种常见的婴幼儿行为异常疾病，是指婴幼儿表现出与其实际年龄不相称的，以注意涣散、活动过度和行为冲动为主要特点的行为障碍。

《中国精神障碍分类与诊断标准(第三版)》的诊断标准中，注意缺陷与多动障碍(儿童多动症)是发生于儿童时期(多在3岁左右)的一组综合征，与同龄儿童相比，表现为同时有明显注意集中困难，注意持续时间短暂，以及活动过度或冲动。症状发生在各种场合(如家里、学校和诊室)，男童明显多于女童。

【症状标准】

1. 注意障碍，至少有以下 4 项：

（1）学习时容易分心，听见任何外界声音都要去探望。

（2）上课很不专心听讲，常东张西望或发呆。

（3）做作业拖拉，边做边玩，作业又脏又乱，常少做或做错。

（4）不注意细节，在做作业或其他活动中常常出现粗心大意的错误。

（5）丢失或特别不爱惜东西（如常把衣服、书本等弄得很脏很乱）。

（6）难以始终遵守指令，完成家庭作业或家务劳动等。

（7）做事难以持久，常常一件事没做完，又去干别的事。

（8）与他说话时，常常心不在焉，似听非听。

（9）在日常活动中常常丢三落四。

2. 多动，至少有下列 4 项：

（1）需要静坐的场合难以静坐或在座位上扭来扭去。

（2）上课时常做小动作，或玩东西或与同学讲悄悄话。

（3）话多，好插嘴，别人问话未完就抢着回答。

（4）十分喧闹，不能安静地玩耍。

（5）难以遵守集体活动的秩序和纪律，如游戏时抢着上场，不能等待。

（6）干扰他人的活动。

（7）好与小朋友打斗，易与同学发生纠纷，不受同伴欢迎。

（8）容易兴奋和冲动，有一些过火的行为。

（9）在不适当的场合奔跑或登高爬梯，好冒险，易出事故。

【严重标准】

对社会功能（如学业成绩、人际关系等）产生不良影响。

【病程标准】

起病于 7 岁前（多在 3 岁左右），符合症状标准和严重标准至少已有 6 个月。

【排除标准】

排除精神发育迟滞、广泛发育障碍、情绪障碍。

2. 注意缺陷多动障碍婴幼儿的家庭早期干预

在家庭中，针对注意缺陷多动障碍婴幼儿的干预方法主要有：饮食辅助疗法、自我指导训练法及综合干预法，下面就几种常见的干预方法做简要介绍。

（1）饮食辅助疗法

研究表明，锌、铁等微量元素及多种维生素有助于改善婴幼儿的注意水平。家长可引导婴幼儿多吃富含锌的食物，如鸡蛋、动物肝脏、豆类、花生；富含铁的食物，如禽血、瘦肉等；富含维生素的食物，如新鲜的蔬菜、水果等，这些有助于改善婴幼儿的多动行为。但富含水杨酸盐的水果或蔬菜不能过多食用，如番茄、苹果、橘子和杏等。

（2）自我指导训练法

以维果斯基（Lev Vygotsky）的高级心理机能理论和班杜拉（Albert Bandura）的社会学习理论为基础，自我指导训练法建立了一套严格的程序。由训练者按照规定的步骤，教注意缺陷多动障碍婴幼儿通过言语进行自我指导，从而解决他们所面临的问题。应用时，训练者需要模拟任务的解决过程，这个模拟是以训练者口述的形式进行的。家长应掌握其步骤，并且在日常生活中引导婴幼儿使用、掌握该方法。具体有以下六个步骤。

- 定义和理解任务的性质（我要做什么）。
- 形成完成任务的可能方法（我有哪些策略）。
- 选择一个策略并用其完成任务（这个策略如何实现）。
- 对问题解决的全过程进行自我监控（我是否注意力集中，不受外界干扰）。
- 自我评价与自我奖赏（我完成了，并且结果不错）。
- 选择另一个替代的方法，但这种方法是不能成功完成任务的（如果换一个策略，结果一样吗）。

（3）综合干预法

单一的药物疗法、饮食疗法存在一定的局限性，无法解决不同程度或不同类型注意缺陷多动障碍婴幼儿的情绪与行为问题，不能从根本上改善婴幼儿的学业技能、自控能力，并且药物有一定的副作用。因此，综合干预逐渐成为实践中常用的手段。综合干预是通过学校心理学家、临床心理学家、教师和家长共同参与，以自我指导训练为主、药物干预为辅，以解决婴幼儿注意缺陷和多动行为的问题。

（三）感觉统合失调婴幼儿的家庭教育指导

1. 感觉统合失调界定

感觉统合失调表现为外部感觉刺激信号无法在个体大脑神经系统进行有效的组合，而使机体不能和谐运作，久而久之形成各种障碍并最终影响个体的身心健康。目前使用的感觉统合发展检查表中，应用较广泛的是《Ayres 儿童感觉统合失调综合症状检核表》。1985年，学者郑信雄将几种综合症状检测量表进行了综合及本土化，编制成新的感觉统合量表

《儿童感觉发展检核表》。北京医科大学精神卫生研究所于 1994 年引用该量表,认为该量表具有较高的适用性和可接受性。[①] 该表由 58 个问题组成,按"从不,很少,有时候,常常,总是"五级评分。最终,58 项原始分相加,低于 40 分、高于 30 分为轻度失调,低于 30 分为严重的感觉统合失调。有一项低于正常值,则判定某一方面有感觉统合失调;如有多项低于正常值,则表明多个感觉系统存在问题。

感觉统合失调意味着婴幼儿的大脑对身体各器官失去了控制和组合的能力,这将会在不同程度上削弱认知能力与适应能力,从而推迟社会化进程。感觉统合失调临床表现可分为:本体感觉失调、前庭感觉失调、视觉系统失调、听觉系统失调,以及触觉系统失调。

2. 感觉统合失调的表现

婴幼儿感觉统合失调的表现多种多样。有的婴幼儿常常同时有几种感觉统合失调的表现,因而一般认为感觉统合失调是一种综合症状;多数婴幼儿并不能精确地被划入某一种类型。为了更系统地认识感觉统合失调的表现,根据主要受影响的感觉输入通路的不同,感觉统合失调可以分为以下几大类。

(1) 触觉防御敏感或迟钝

触觉是重要的皮肤感觉,有效的触觉功能是个体的中枢神经系统能过滤或抑制从环境中而来的其他不必要的感觉。例如,衣物对皮肤的触觉刺激往往被大脑神经所过滤或抑制,不影响个体对更重要的手部触觉信息的处理,这样,个体才能有效地感觉到苹果光滑的表皮。然而,触觉防御敏感婴幼儿的脑干激活系统不平衡,缺乏对各种无关刺激的充分抑制,使机体对触觉不能做出适当应答;当外界刺激作用于皮肤时,会出现异常的躯体和情绪反应。其行为特征包括:

第一,躲避能产生特别触觉感受的事物,对接触身体的活动有抵触情绪,如反感某些质地的衣服,或固执于某件衣物、毯子、玩具,任何时候都要抱着它才感到安心。

第二,讨厌被触摸,如被搂抱时感到不快,对日常生活中的刷牙、洗澡、理发等感到厌烦,不爱手工操作游戏,如绘画、泥工、玩沙等。

第三,对一些触觉刺激有厌恶、恐惧的情绪,对非恶意的触觉刺激有过激的反应。如被轻轻触到手臂、腿时表现出攻击性行为;当他人表示友好地接触时,他感到紧张、反抗或退缩等。因此,触觉防御敏感的婴幼儿常被误以为是有人际交往障碍或有攻击性行为问题。

① 北京医科大学精神卫生研究所. 儿童感觉统合评定量表的测试报告[J]. 中国心理卫生杂志,1994,8(4): 145-147.

（2）前庭功能问题

前庭器官主要负责感知身体的前后、上下运动状态和头部的运动，对保持平衡非常重要。当婴幼儿有前庭功能障碍时，他难以精确地感知身体和头部的运动状况，因而分辨不清空间、距离，不能很自然地控制头部以保持眼睛稳定地注视物体。其行为特征是：

第一，运动中主要用视觉协调动作，逃避或害怕运动。

第二，端坐、写字、阅读的姿势不正确，上课时东倒西歪，写字握笔姿势不当。

第三，当头部运动时，眼睛视物不稳定，阅读中容易出现跳行、漏行等。

第四，晕车、晕船，大幅度运动中易头昏。

第五，具有结构和空间知觉障碍，难以辨别图像的细微差异。

（3）本体功能问题

本体觉是指个体利用和支配自己的关节、肌肉、韧带和骨骼时，会产生本体刺激反馈以调节自身动作的精确性。当出现本体功能障碍时，身体协调性会出现问题，个体会对动作缺乏预见和计划性。具体特征包括：

第一，粗大动作及精细动作技能差，动作笨拙，不喜欢翻跟头；手眼协调能力差，不善于玩积木，很难学会系鞋带、扣扣子等精细动作。

第二，方向感差，过分地怕黑，不能玩捉迷藏，闭上眼睛容易摔倒。

第三，常有阅读及听写、书写障碍，书写速度慢，字迹不规则，书写时往往过分用劲。

第四，完成简单动作也常常遭遇失败，所以自尊心、自信心较低；遇困难易沮丧，依赖性强，易因非智力因素引起学习不良。

3. 感觉统合失调婴幼儿的早期干预方法

低龄婴幼儿的感觉统合失调不容易被发现。感觉统合失调不会随着婴幼儿年龄的增长而自然消失，需要给予必要的矫正。感觉统合失调的干预可以用游戏的形式给予婴幼儿前庭、肌肉、皮肤、视觉器官、听觉器官、味觉器官、嗅觉器官多种感官刺激，并将这些刺激与运动相结合，让感觉统合失调婴幼儿在感觉运动中产生自主适应，促进感觉统合能力的发展。感觉统合训练是综合了生理、心理和大脑三者的训练。

婴幼儿早期的感觉统合训练中，家长是关键，但大部分家长缺乏感觉统合训练的基本知识，因此，家长系统学习相关训练方法对感觉统合失调的婴幼儿更有利。因地制宜可以开展的感觉统合训练游戏有三类。

触觉训练游戏：手指画、触摸冰袋、玩泥沙、玩水、球池游戏等。

前庭觉训练游戏：各种平衡游戏、飞行毯游戏、户外秋千、坐旋转椅等。

本体觉训练游戏：翻滚游戏、骑大马、户外滑梯、单脚站立、踢毽子、跳房子、钻滚筒式隧道等。

思考题：

1. 特殊婴幼儿家庭早期干预的内容包括哪些方面？请举例说明。

2. 智力障碍婴幼儿的家庭教育指导涉及的主要领域及方法有哪些？

3. 针对有残余视力婴幼儿开展的家庭教育指导包括哪些方面？

4. 孤独症谱系障碍婴幼儿的行为特点有哪些？

5. 如何对注意缺陷多动障碍的婴幼儿进行家庭教育指导？

附 录

附录 1 中国 7 岁以下儿童生长发育 参照标准(2009 年)(节选)

表 1 7 岁以下男童身高(长)标准值(单位:厘米)

年龄	月龄	—3SD	—2SD	—1SD	中位数	+1SD	+2SD	+3SD
出生	0	45.2	46.9	48.6	50.4	52.2	54.0	55.8
	1	48.7	50.7	52.7	54.8	56.9	59.0	61.2
	2	52.2	54.3	56.5	58.7	61.0	63.3	65.7
	3	55.3	57.5	59.7	62.0	64.3	66.6	69.0
	4	57.9	60.1	62.3	64.6	66.9	69.3	71.7
	5	59.9	62.1	64.4	66.7	69.1	71.5	73.9
	6	61.4	63.7	66.0	68.4	70.8	73.3	75.8
	7	62.7	65.0	67.4	69.8	72.3	74.8	77.4
	8	63.9	66.3	68.7	71.2	73.7	76.3	78.9
	9	65.2	67.6	70.1	72.6	75.2	77.8	80.5
	10	66.4	68.9	71.4	74.0	76.6	79.3	82.1
	11	67.5	70.1	72.7	75.3	78.0	80.8	83.6
1 岁	12	68.6	71.2	73.8	76.5	79.3	82.1	85.0
	15	71.2	74.0	76.9	79.8	82.8	85.8	88.9
	18	73.6	76.6	79.6	82.7	85.8	89.1	92.4
	21	76.0	79.1	82.3	85.6	89.0	92.4	95.9
2 岁	24	78.3	81.6	85.1	88.5	92.1	95.8	99.5
	27	80.5	83.9	87.5	91.1	94.8	98.6	102.5
	30	82.4	85.9	89.6	93.3	97.1	101.0	105.0
	33	84.4	88.0	91.6	95.4	99.3	103.2	107.2
3 岁	36	86.3	90.0	93.7	97.5	101.4	105.3	109.4
	39	87.5	91.3	94.9	98.8	102.7	106.7	110.7
	42	89.3	93.0	96.7	100.6	104.5	108.6	112.7
	45	90.9	94.6	98.5	102.4	106.4	110.4	114.6

185

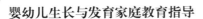

年龄	月龄	—3SD	—2SD	—1SD	中位数	+1SD	+2SD	+3SD
4岁	48	92.5	96.3	100.2	104.1	108.2	112.3	116.5
	51	94.0	97.9	101.9	105.9	110.0	114.2	118.5
	54	95.6	99.5	103.6	107.7	111.9	116.2	120.6
	57	97.1	101.1	105.3	109.5	113.8	118.2	122.6
5岁	60	98.7	102.8	107.0	111.3	115.7	120.1	124.7
	63	100.2	104.4	108.7	113.0	117.5	122.0	126.7
	66	101.6	105.9	110.2	114.7	119.2	123.8	128.6
	69	103.0	107.3	111.7	116.3	120.9	125.6	130.4
6岁	72	104.1	108.6	113.1	117.7	122.4	127.2	132.1
	75	105.3	109.8	114.4	119.2	124.0	128.8	133.8
	78	106.5	111.1	115.8	120.7	125.6	130.5	135.6
	81	107.9	112.6	117.4	122.3	127.3	132.4	137.6

注：表中3岁前为身长，3岁及3岁后为身高。

表2　7岁以下女童身高(长)标准值(单位：厘米)

年龄	月龄	—3SD	—2SD	—1SD	中位数	+1SD	+2SD	+3SD
出生	0	44.7	46.4	48.0	49.7	51.4	53.2	55.0
	1	47.9	49.8	51.7	53.7	55.7	57.8	59.9
	2	51.1	53.2	55.3	57.4	59.6	61.8	64.1
	3	54.2	56.3	58.4	60.6	62.8	65.1	67.5
	4	56.7	58.8	61.0	63.1	65.4	67.7	70.0
	5	58.6	60.8	62.9	65.2	67.4	69.8	72.1
	6	60.1	62.3	64.5	66.8	69.1	71.5	74.0
	7	61.3	63.6	65.9	68.2	70.6	73.1	75.6
	8	62.5	64.8	67.2	69.6	72.1	74.7	77.3
	9	63.7	66.1	68.5	71.0	73.6	76.2	78.9
	10	64.9	67.3	69.8	72.4	75.0	77.7	80.5
	11	66.1	68.6	71.1	73.7	76.4	79.2	82.0
1岁	12	67.2	69.7	72.3	75.0	77.7	80.5	83.4
	15	70.2	72.9	75.6	78.5	81.4	84.3	87.4
	18	72.8	75.6	78.5	81.5	84.6	87.7	91.0
	21	75.1	78.1	81.2	84.4	87.7	91.1	94.5
2岁	24	77.3	80.5	83.8	87.2	90.7	94.3	98.0
	27	79.3	82.7	86.2	89.8	93.5	97.3	101.2
	30	81.4	84.8	88.4	92.1	95.9	99.8	103.8
	33	83.4	86.9	90.5	94.3	98.1	102.0	106.1

年龄	月龄	—3SD	—2SD	—1SD	中位数	+1SD	+2SD	+3SD
3 岁	36	85.4	88.9	92.5	96.3	100.1	104.1	108.1
	39	86.6	90.1	93.8	97.5	101.4	105.4	109.4
	42	88.4	91.9	95.6	99.4	103.3	107.2	111.3
	45	90.1	93.7	97.4	101.2	105.1	109.2	113.3
4 岁	48	91.7	95.4	99.2	103.1	107.0	111.1	115.3
	51	93.2	97.0	100.9	104.9	109.0	113.1	117.4
	54	94.8	98.7	102.7	106.7	110.9	115.2	119.5
	57	96.4	100.3	104.4	108.5	112.8	117.1	121.6
5 岁	60	97.8	101.8	106.0	110.2	114.5	118.9	123.4
	63	99.3	103.4	107.6	111.9	116.2	120.7	125.3
	66	100.7	104.9	109.2	113.5	118.0	122.6	127.2
	69	102.0	106.3	110.7	115.2	119.7	124.4	129.1
6 岁	72	103.2	107.6	112.0	116.6	121.2	126.0	130.8
	75	104.4	108.8	113.4	118.0	122.7	127.6	132.5
	78	105.5	110.1	114.7	119.4	124.3	129.2	134.2
	81	106.7	111.4	116.1	121.0	125.9	130.9	136.1

注：表中 3 岁前为身长,3 岁及 3 岁后为身高。

表3　7岁以下男童体重标准值(单位：千克)

年龄	月龄	—3SD	—2SD	—1SD	中位数	+1SD	+2SD	+3SD
出生	0	2.26	2.58	2.93	3.32	3.73	4.18	4.66
	1	3.09	3.52	3.99	4.51	5.07	5.67	6.33
	2	3.94	4.47	5.05	5.68	6.38	7.14	7.97
	3	4.69	5.29	5.97	6.70	7.51	8.40	9.37
	4	5.25	5.91	6.64	7.45	8.34	9.32	10.39
	5	5.66	6.36	7.14	8.00	8.95	9.99	11.15
	6	5.97	6.70	7.51	8.41	9.41	10.50	11.72
	7	6.24	6.99	7.83	8.76	9.79	10.93	12.20
	8	6.46	7.23	8.09	9.05	10.11	11.29	12.60
	9	6.67	7.46	8.35	9.33	10.42	11.64	12.99
	10	6.86	7.67	8.58	9.58	10.71	11.95	13.34
	11	7.04	7.87	8.80	9.83	10.98	12.26	13.68
1 岁	12	7.21	8.06	9.00	10.05	11.23	12.54	14.00
	15	7.68	8.57	9.57	10.68	11.93	13.32	14.88
	18	8.13	9.07	10.12	11.29	12.61	14.09	15.75
	21	8.61	9.59	10.69	11.93	13.33	14.90	16.66

年龄	月龄	—3SD	—2SD	—1SD	中位数	+1SD	+2SD	+3SD
2岁	24	9.06	10.09	11.24	12.54	14.01	15.67	17.54
	27	9.47	10.54	11.75	13.11	14.64	16.38	18.36
	30	9.86	10.97	12.22	13.64	15.24	17.06	19.13
	33	10.24	11.39	12.68	14.15	15.82	17.72	19.89
3岁	36	10.61	11.79	13.13	14.65	16.39	18.37	20.64
	39	10.97	12.19	13.57	15.15	16.95	19.02	21.39
	42	11.31	12.57	14.00	15.63	17.50	19.65	22.13
	45	11.66	12.96	14.44	16.13	18.07	20.32	22.91
4岁	48	12.01	13.35	14.88	16.64	18.67	21.01	23.73
	51	12.37	13.76	15.35	17.18	19.30	21.76	24.63
	54	12.74	14.18	15.84	17.75	19.98	22.57	25.61
	57	13.12	14.61	16.34	18.35	20.69	23.43	26.68
5岁	60	13.50	15.06	16.87	18.98	21.46	24.38	27.85
	63	13.86	15.48	17.38	19.60	22.21	25.32	29.04
	66	14.18	15.87	17.85	20.18	22.94	26.24	30.22
	69	14.48	16.24	18.31	20.75	23.66	27.17	31.43
6岁	72	14.74	16.56	18.71	21.26	24.32	28.03	32.57
	75	15.01	16.90	19.14	21.82	25.06	29.01	33.89
	78	15.30	17.27	19.62	22.45	25.89	30.13	35.41
	81	15.66	17.73	20.22	23.24	26.95	31.56	37.39

表4　7岁以下女童体重标准值(单位：千克)

年龄	月龄	—3SD	—2SD	—1SD	中位数	+1SD	+2SD	+3SD
出生	0	2.26	2.54	2.85	3.21	3.63	4.10	4.65
	1	2.98	3.33	3.74	4.20	4.74	5.35	6.05
	2	3.72	4.15	4.65	5.21	5.86	6.60	7.46
	3	4.40	4.90	5.47	6.13	6.87	7.73	8.71
	4	4.93	5.48	6.11	6.83	7.65	8.59	9.66
	5	5.33	5.92	6.59	7.36	8.23	9.23	10.38
	6	5.64	6.26	6.96	7.77	8.68	9.73	10.93
	7	5.90	6.55	7.28	8.11	9.06	10.15	11.40
	8	6.13	6.79	7.55	8.41	9.39	10.51	11.80
	9	6.34	7.03	7.81	8.69	9.70	10.86	12.18
	10	6.53	7.23	8.03	8.94	9.98	11.16	12.52
	11	6.71	7.43	8.25	9.18	10.24	11.46	12.85

年龄	月龄	—3SD	—2SD	—1SD	中位数	+1SD	+2SD	+3SD
1岁	12	6.87	7.61	8.45	9.40	10.48	11.73	13.15
	15	7.34	8.12	9.01	10.02	11.18	12.50	14.02
	18	7.79	8.63	9.57	10.65	11.88	13.29	14.90
	21	8.26	9.15	10.15	11.30	12.61	14.12	15.85
2岁	24	8.70	9.64	10.70	11.92	13.31	14.92	16.77
	27	9.10	10.09	11.21	12.50	13.97	15.67	17.63
	30	9.48	10.52	11.70	13.05	14.60	16.39	18.47
	33	9.86	10.94	12.18	13.59	15.22	17.11	19.29
3岁	36	10.23	11.36	12.65	14.13	15.83	17.81	20.10
	39	10.60	11.77	13.11	14.65	16.43	18.50	20.90
	42	10.95	12.16	13.55	15.16	17.01	19.17	21.69
	45	11.29	12.55	14.00	15.67	17.60	19.85	22.49
4岁	48	11.62	12.93	14.44	16.17	18.19	20.54	23.30
	51	11.96	13.32	14.88	16.69	18.79	21.25	24.14
	54	12.30	13.71	15.33	17.22	19.42	22.00	25.04
	57	12.62	14.08	15.78	17.75	20.05	22.75	25.96
5岁	60	12.93	14.44	16.20	18.26	20.66	23.50	26.87
	63	13.23	14.80	16.64	18.78	21.30	24.28	27.84
	66	13.54	15.18	17.09	19.33	21.98	25.12	28.89
	69	13.84	15.54	17.53	19.88	22.65	25.96	29.95
6岁	72	14.11	15.87	17.94	20.37	23.27	26.74	30.94
	75	14.38	16.21	18.35	20.89	23.92	27.57	32.00
	78	14.66	16.55	18.78	21.44	24.61	28.46	33.14
	81	14.96	16.92	19.25	22.03	25.37	29.42	34.40

表5 7岁以下男童头围标准值(单位:厘米)

年龄	月龄	—3SD	—2SD	—1SD	中位数	+1SD	+2SD	+3SD
出生	0	30.9	32.1	33.3	34.5	35.7	36.8	37.9
	1	33.3	34.5	35.7	36.9	38.2	39.4	40.7
	2	35.2	36.4	37.6	38.9	40.2	41.5	42.9
	3	36.7	37.9	39.2	40.5	41.8	43.2	44.6
	4	38.0	39.2	40.4	41.7	43.1	44.5	45.9
	5	39.0	40.2	41.5	42.7	44.1	45.5	46.9
	6	39.8	41.0	42.3	43.6	44.9	46.3	47.7
	7	40.4	41.7	42.9	44.2	45.5	46.9	48.4

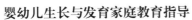

续 表

年龄	月龄	—3SD	—2SD	—1SD	中位数	+1SD	+2SD	+3SD
	8	41.0	42.2	43.5	44.8	46.1	47.5	48.9
	9	41.5	42.7	44.0	45.3	46.6	48.0	49.4
	10	41.9	43.1	44.4	45.7	47.0	48.4	49.8
	11	42.3	43.5	44.8	46.1	47.4	48.8	50.2
1岁	12	42.6	43.8	45.1	46.4	47.7	49.1	50.5
	15	43.2	44.5	45.7	47.0	48.4	49.7	51.1
	18	43.7	45.0	46.3	47.6	48.9	50.2	51.6
	21	44.2	45.5	46.7	48.0	49.4	50.7	52.1
2岁	24	44.6	45.9	47.1	48.4	49.8	51.1	52.5
	27	45.0	46.2	47.5	48.8	50.1	51.4	52.8
	30	45.3	46.5	47.8	49.1	50.4	51.7	53.1
	33	45.5	46.8	48.0	49.3	50.6	52.0	53.3
3岁	36	45.7	47.0	48.3	49.6	50.9	52.2	53.5
	42	46.2	47.4	48.7	49.9	51.3	52.6	53.9
4岁	48	46.5	47.8	49.0	50.3	51.6	52.9	54.2
	54	46.9	48.1	49.4	50.6	51.9	53.2	54.6
5岁	60	47.2	48.4	49.7	51.0	52.2	53.6	54.9
	66	47.5	48.7	50.0	51.3	52.5	53.8	55.2
6岁	72	47.8	49.0	50.2	51.5	52.8	54.1	55.4

表6 7岁以下女童头围标准值(单位:厘米)

年龄	月龄	—3SD	—2SD	—1SD	中位数	+1SD	+2SD	+3SD
出生	0	30.4	31.6	32.8	34.0	35.2	36.4	37.5
	1	32.6	33.8	35.0	36.2	37.4	38.6	39.9
	2	34.5	35.6	36.8	38.0	39.3	40.5	41.8
	3	36.0	37.1	38.3	39.5	40.8	42.1	43.4
	4	37.2	38.3	39.5	40.7	41.9	43.3	44.6
	5	38.1	39.2	40.4	41.6	42.9	44.3	45.7
	6	38.9	40.0	41.2	42.4	43.7	45.1	46.5
	7	39.5	40.7	41.8	43.1	44.4	45.7	47.2
	8	40.1	41.2	42.4	43.6	44.9	46.3	47.7
	9	40.5	41.7	42.9	44.1	45.4	46.8	48.2
	10	40.9	42.1	43.3	44.5	45.8	47.2	48.6
	11	41.3	42.4	43.6	44.9	46.2	47.5	49.0

年龄	月龄	—3SD	—2SD	—1SD	中位数	＋1SD	＋2SD	＋3SD
1岁	12	41.5	42.7	43.9	45.1	46.5	47.8	49.3
	15	42.2	43.4	44.6	45.8	47.2	48.5	50.0
	18	42.8	43.9	45.1	46.4	47.7	49.1	50.5
	21	43.2	44.4	45.6	46.9	48.2	49.6	51.0
2岁	24	43.6	44.8	46.0	47.3	48.6	50.0	51.4
	27	44.0	45.2	46.4	47.7	49.0	50.3	51.7
	30	44.3	45.5	46.7	48.0	49.3	50.7	52.1
	33	44.6	45.8	47.0	48.3	49.6	50.9	52.3
3岁	36	44.8	46.0	47.3	48.5	49.8	51.2	52.6
	42	45.3	46.5	47.7	49.0	50.3	51.6	53.0
4岁	48	45.7	46.9	48.1	49.4	50.6	52.0	53.3
	54	46.0	47.2	48.4	49.7	51.0	52.3	53.7
5岁	60	46.3	47.5	48.7	50.0	51.3	52.6	53.9
	66	46.6	47.8	49.0	50.3	51.5	52.8	54.2
6岁	72	46.8	48.0	49.2	50.5	51.8	53.1	54.4

附录2　0～3岁婴幼儿生长发育监测图

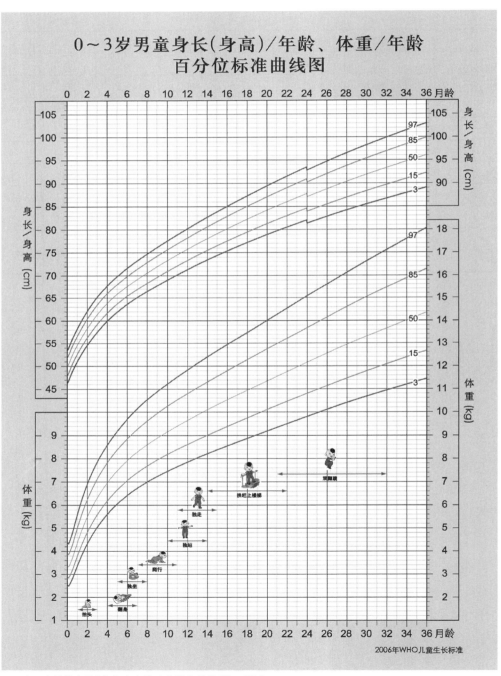

注：本图摘自《国家基本公共卫生服务规范（第三版）》

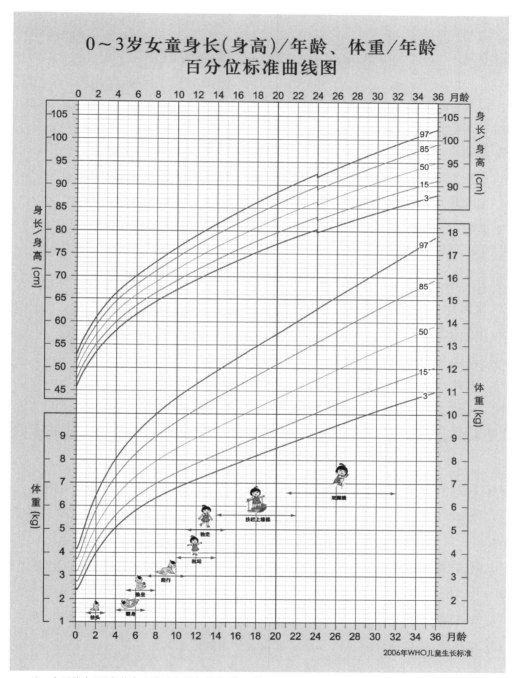

注：本图摘自《国家基本公共卫生服务规范(第三版)》

主要参考文献

1. 李洪曾. 近年我国学前家庭教育的指导与研究[J]. 学前教育研究,2004(6).

2. 吴素贞. 家庭教育指导中存在的问题和建议[J]. 新农村,2013(3).

3. 《社会学概论》编写组. 社会学概论[M]. 天津:天津人民出版社,1984.

4. 杨宇孛. 我国家庭教育指导师培养研究[D]. 重庆:西南大学,2018.

5. 程淮,程跃. 同步成长全书[M]. 天津:天津教育出版社,2001.

6. 蒙台梭利教育研究组. 现代婴幼儿家庭护理金典[M]. 兰州:兰州大学出版社,2002.

7. 孔宝刚,盘海鹰. 0—3 岁婴幼儿的保育与教育[M]. 上海:复旦大学出版社,2014.

8. 于淑华. 幼儿卫生学[M]. 呼和浩特:内蒙古大学出版社,1996.

9. 万钫. 幼儿卫生学[M]. 北京:人民教育出版社,1988.

10. 万钫. 幼儿卫生保育教程[M]. 北京:北京师范大学出版社,2011.

11. 朱文玉. 人体解剖生理学[M]. 北京:北京医科大学出版社,2002.

12. 万钫. 学前卫生学[M]. 北京:北京师范大学出版社,1994.

13. 钱郭小葵,徐谢清芬. 婴幼儿生长及发展(一)[M]. 北京:北京师范大学出版社,1995.

14. 钱郭小葵. 婴幼儿生长及发展(二)[M]. 北京:北京师范大学出版社,1995.

15. 中国营养学会. 中国居民膳食营养素参考摄入量(2013 版)[M]. 北京:科学出版社,2014.

16. 李季湄,冯晓霞.《3—6 岁儿童学习与发展指南》解读[M]. 北京:人民教育出版社,2013.

17. 朱家雄,汪乃铭,戈柔. 学前儿童卫生学[M]. 上海:华东师范大学出版社,2007.

18. 李增庆. 优生优育学[M]. 武汉:武汉大学出版社,2007.

19. 珍妮特·冈萨雷斯-米纳,黛安娜·温德尔·埃尔. 婴幼儿及其照料者[M]. 张和颐,张萌,译. 北京:商务印书馆,2020.

20. 孙杰,张永红,等. 幼儿心理发展概论[M]. 北京:北京师范大学出版社,2014.